鈴木 厚

世界を感動させた日本の医師

信念を貫いた愛と勇気の記録

時空出版

目次

浦上の聖人
永井 隆

自らの被爆を顧みず多くの患者を救済

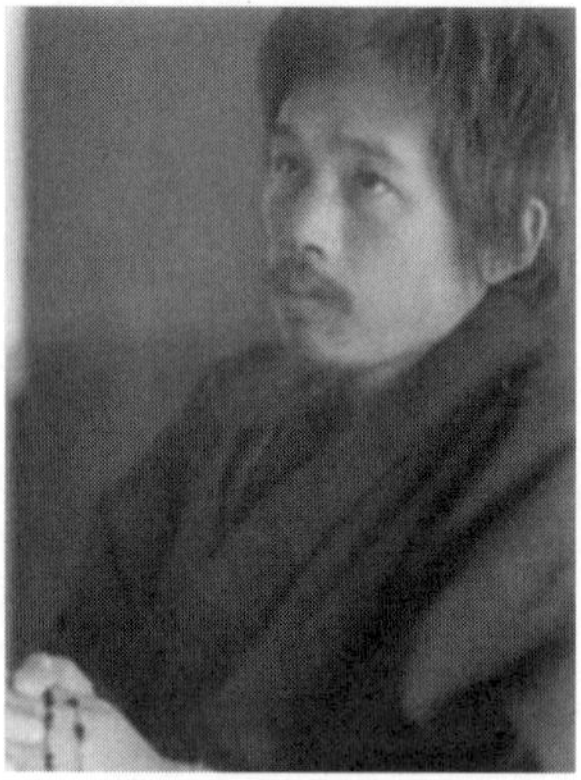

永井《ながい》 隆《たかし》（一九〇八〜一九五一）

長崎医科大学付属病院で被爆。重傷を負いながらも出血多量で倒れるまで200人以上の市民の命を救った。白血病に冒され病床につくが、長崎の悲劇を繰り返さないために病床で執筆活動に打ち込む。『長崎の鐘』『この子を残して』など多数の著書は、敗戦で打ちひしがれた国民の気持ちを清らかな文章で奮い立たせ、当時のベストセラーとなった。

原爆投下

昭和20年8月9日11時2分、長崎に投下された原爆は、長崎上空500メートルで炸裂《さくれつ》した。それは小さな太陽が地上に落ちたような衝撃であった。強烈な閃光《せんこう》が走り、9000度の超高熱と、秒速2000メートルのすさまじい爆風が一瞬にして長崎の街を破壊した。美しい長崎の街並みは廃墟《はいきょ》となり、7万人の尊い生命が瞬時に奪われた。爆心地から600メートルの距離にあった長崎医科大学は木造建築だったため倒壊し、学生、教員は建物の下敷きになった。そして火災により長崎医科大学は全焼した。大学ではちょうど講義がなされていた。教授は教壇で、学生は椅子に腰を掛けたまま死亡した。

原爆が落ちた時、物理的療法科(放射線科)助教授の永井隆(37歳)は大学附属病院の二階の自室でレントゲンフィルムを整理していた。大学附属病院は鉄筋コンクリート造りだったため倒壊はまぬがれたが、爆風はガラス窓を窓枠ごと吹き飛ばし、部屋中の椅子、机、戸棚、フィルム、鉄かぶと、書類、すべての物を空中に投げ飛ばした。永井隆はピカッと閃光が走った瞬間、病院の玄関に爆弾が落ちたと思い、とっさに身体を伏せようとした。しかしその瞬間、身体ごと猛烈な爆風に吹き飛ばされ床に叩きつけられた。気づいた時には、窓ガラスの破片や木片に埋もれ、身動きのとれない状態になっていた。舞い上がった粉塵《ふんじん》が視界をふさぎ、粉塵によって息がつまった。外はみるみる暗くなり、電灯の消えた部屋は暗い闇に包まれた。山嵐のような重い音が何度も聞こえてきた。永井隆は助けを求めようと闇に向かって「おーい」と声をあげた。しかしその声は暗闇の中で空しく消えていった。「早くここから抜けださなければ、そして被害者を助けなければ」彼はそう思ったが、瓦礫《がれき》が身体を覆《おお》い、埋もれたまま脱出することはできなかった。このまま死んでしまうのだろうか。心は焦りながら、どうすることもできなかった。

時間ばかりが過ぎていったが、やがて永井の声に気づいた橋本看護婦（17歳）が真っ暗な部屋の中で埋没している永井を見つけてくれた。そして身体を覆っていた瓦礫や木片《もくへん》を取り除き、生き埋め寸前の永井を救い出してくれた。橋本看護婦は厚いコンクリートで仕切られたレントゲン室にいたので、かすり傷ひとつ負わずにいた。

永井は橋本看護婦の助けを借り、やっと瓦礫の中から這《は》い上がった。永井隆は生きていた。しかし割れたガラスで右の側頭《そくとう》動脈を切り、生温《なま》かい血液が顔面から首へと流れていた。右半身にはガラスの破片が無数に突き刺さっていた。

この世の地獄絵

永井は散乱した瓦礫を踏みながら、窓枠のなくなった窓に近づいていった。次の瞬間、自分の目を疑った。目の前の家屋は倒壊し、あるべきはずの兵器工場が見えなかった。窓の下に連なっていた街並みは巨大なローラーをかけたように粉砕され、長崎の街は見渡す限《かぎ》り消えていた。樹木の葉はそがれ、木々は裸となって斜めに傾いていた。青い木々で覆われていた稲佐山《いなさやま》も赤茶けた岩山に変わっていた。病院の前を歩いていた人たちは倒れたまま声もなく動こうとしなかった。そして無惨にも黒く焼けただれた者もいた。数え切れない裸体の遺体、目の前はまさにこの世の地獄だった。あらゆる生物は焼きつくされ、それは死後の世界だった。

永井は廊下に出て、ほかに生き残った者がいないかどうか、声を上げて仲間を捜した。病院の中には倒れたままの遺体がいたる所に転がっていた。遺体は性別も年齢も分からないほど損傷を受けていた。そして遺体の間から「助けてください」とすがりつく重症者、わずかばかりの軽症者が病院の廊下に混在していた。物理的療法科（放射線科）はコンクリートの壁が厚かったので、けがを負いながらも生き残った医師や看護婦が比較的多かった。数人の医師と看護婦は互いの無事を確かめ合うと、すぐに負傷者たちの治療の準備にとりかかった。

看護婦に切れた側頭動脈に包帯を巻いてもらうと、永井は汚れた手を洗い、負傷者たちの応急手当を始めた。負傷者は助けを求め次々に周囲を取り囲んだ。着物は剥《は》ぎ取られ、皮膚は焼けただれ、ガーゼ、包帯、三角巾はすぐに使い果たしてしまった。包帯の代わりに病棟から持ち出したシーツを切り、それも使い果たすと自分の着ているシャツを切り裂き患者の傷の手当てに使った。永井隆は自分の側頭動脈からの出血が止まっていないのに気づいていた。しかし自分のことはどうでもよかった。目の前の患者の治療だけを考えていた。

自己犠牲の患者救助

永井の頭部の出血は静脈からではなく動脈からの出血だったので、圧迫しただけでは血液は止まらずガーゼをすぐに赤く染めた。看護婦がガーゼを取りかえようとガーゼを外すと、血液が飛ぶように噴き出し、看護婦の白衣や壁を赤く染めた。

医師である永井は自分のけがの状態を理解していた。そして大けがにもかかわらず冷静に患者の治療にあたっていた。それは医師としての使命感だけではなく、敬虔《けいけん》なキリスト教徒として、自己を犠牲とする信念が患者救済を当然のこととしていたためだった。時々、自分の脈を触れ、脈の強さから出血量を想定し、まだ3時間は大丈夫と判断した。永井は放射線医師であったが軍医としての経験も豊富だった。自分が倒れる前に苦しんでいる患者をひとりでも多く助けなければいけない。それは時間との勝負……、と冷静に考えていた。

もちろん患者の治療を優先させたのは永井だけではない。傷を負いながらも、医師や看護婦は自分のことよりも原爆で傷ついた患者の治療を優先させた。

ふと窓から外を見ると、崩壊した長崎医大の建物はいつしか火の海となっていた。消毒薬がなくなり、消毒液を探しに地下の倉庫に飛び込んだ。しかし薬剤は散乱し、水道管が破裂し部屋中が水浸しとなっていて使える薬剤はなかった。そして病院にも最悪の状態が襲ってきた。物理的療法科（放射線科）で負傷者の治療をしているうちに、原爆の熱線により病院の各所から火の手が上がってきた。ほとんどの人たちが原爆で負傷しており、消火に参加できる者はいなかった。救護班はふたりが一組となり、燃える病棟をまわりながら負傷者を捜しだすと、患者を背負い、炎に追われるように決死の思いで病院の外へ運び出した。

水もバケツもない。火の勢いは増すばかりだった。そして原爆投下から3時間後には病院全体が炎に包まれてしまった。永井の部屋の窓からも、黒煙とともに火焔《ほのお》が噴き出していたが、どうすることもできなかった。永井は無念のうちにただ呆然と眺めるしかなかった。放射線医学を志して13年、その間の研究資料、貴重な学術標本、フィルムが赤い炎となって燃えていった。

病院が延焼していても、火の海となった浦上地区から負傷した住民が次々に助けを求め病院に集まってきた。被爆者のほとんどは着物を剥ぎ取られ裸のままだった。そのうち病院前に設置した臨時救護所にも類焼の危険性が増してきた。

救護隊長となった永井はただちに救護所を丘の上にある大学のグラウンドに移すことにした。グラウンドの丘へ行く道は、倒れた電柱や石垣が道をふさぎ、崩れかけた瓦礫が行く手をはばんでいた。永井ら救護班は負傷者を懸命に背負いながら瓦礫をよじ登り、狭い上り坂をグラウンドへ向かった。やがて4時頃から黒い雨が降ってきた。救護班は黒い雨に濡れ、白衣を重油のように汚しながら、被爆者の救護活動をおこなった。

被爆者が次々に運ばれてきた。多くは熱線による火傷《やけど》を負っていた。それは通常の火傷とは違い、触れただけで皮膚が剥《は》がれ、めくれ上がり、赤い皮下組織が露出した。火傷の範囲は広く、半数以上が半身あるいは全身の火傷であった。中には皮膚の表皮が垂れ下がっている患者もいた。永井は救護隊長として医局の部下たちを励まし、患者の傷を縫合し、包帯を巻き、ヨードチンキを塗り、血まみれになりながら被災者の治療に当たった。

ついに倒れる

側頭動脈からの出血は止まっていなかった。包帯を3回変えたが止まらず、貧血で倒れそうになった。看護婦は真っ青になった永井の顔を見て休むように言ったが、永井はそのつど自分の脈を触れ、まだ大丈夫と判断していた。しかし時間が経つとともに意識はしだいに遠くなっていった。かすんだ目には、黒煙に包まれながら燃え上がる病院がぼんやりと映っていた。市内各所から燃え上がる赤い炎と黒煙、そしてそれを怪しげに反射させる赤黒い雲。足元はよろめき、意識が遠くなり、その場に倒れてしまった。

倒れ込んだ永井の周囲に同僚たちが集まり、必死に止血を行ったが血は止まらなかった。そして外科の調《しらべ》来助《らいすけ》教授が呼び出され、側頭動脈を縫合する手術が行われた。切れた動脈の断片は頭蓋骨の奥にかくれ、縫合手術には時間がかかった。麻酔薬がなかったので、コッヘルが神経に触れるたび永井の顔は痛みでゆがんだ。そしてやっと動脈の断片を見つけると、引っ張りながらどうにか縫合することができた。意識が戻ったのは倒れてから数時間後の夜のことであった。気がつくと、他の負傷者たちと一緒に板とワラでつくったバラックに寝かされていた。看護婦たちが鉄かぶとをナベがわりにして、カボチャを煮ながら食事の準備をしていた。

長崎医大附属病院では職員の8割が死亡していた。救助活動を行えたのは医師、看護婦合わせて50人足らずであった。永井隆は翌日から救護活動を再開したが、原爆による放射線障害のせいか、あるいは出血による貧血のせいか、全身のだるさを覚えていた。午後になると、長崎市の周辺から医師たちが次々に到着し救護活動に参加してくれた。無我夢中で治療を行っていた永井隆は、それまで200人以上の命を救ったとされている。

原爆投下から3日目、永井たちは犠牲となった医師や看護婦たちを探し、冥福を祈りながら遺体を火葬にした。遺体の多くは3日前まで親しく話をしていた同僚たちであった。永井は遺体を粗末にしないように、遺体を抱くように埋葬した。犠牲者の墓は板片に名前を書いただけの粗末なものであった。花を供えたくても、焼土となった長崎には供えるべき花がなかった。犠牲者に捧げる物は何も残されていなかった。

妻の被爆死

永井隆には妻の緑と幼いふたりの子供がいた。子供たちは原爆の3日前に郊外の祖母の家に疎開させていたので無事であった。永井は妻の緑のことを案じていた。しかし次々に運ばれてくる被爆者の治療に尽くしていたので家に帰ることはできなかった。病院から自宅までは1.5キロの距離である。緑の安否が心配だったが、もし生きていたら自分を訪ねてくるだろうと期待していた。しかし被爆から2日が経っても緑は姿を見せなかった。永井は緑の気丈な性格を知っていた。たとえ重傷であっても、這《は》ってでも自分を訪ねてくる妻であった。緑はどうしているのだろうか、死んでしまったのだろうか。永井の脳裏に、自分を見送った、あの朝の緑の笑顔が何度も浮かんできた。しかし多くの負傷者を前にその場を離れることはできなかった。

その日の夕方、患者の治療に一段落を迎えた永井は救護活動から抜け出し、1.5キロ離れた自宅に向かった。自宅までの風景はそれまでとはまるで違っていた。家々は焼け、崩れた石垣だけが残されていた。目の前を遮《さえぎ》る物はなく一面が焼野原であった。うなだれながら遺体を焼く人たちが所々で立ちすくんでいた。どこがどうなっているのだろうか。自宅が近づくにつれ鼓動が高まっていった。

あたり一面は白い灰に覆われ、自分の家がどこなのか分からなかったが、しばらくして、石垣を残したまま焼け落ちている自宅を見つけることができた。家は燃えつき、灰となって土台だけが突き出ていた。永井は焼けた台所の灰のなかから、緑がいつも身につけていたロザリオの鎖を見つけた。緑は自宅の台所で被爆死していた。妻の遺骨は茶碗の欠けらに混じりながら黒くなっていた。永井は緑の遺骨を拾いバケツに入れた。遺骨は軽く、まだぬくもりが残されていた。緑はロザリオと骨盤と腰椎《ようつい》の遺骨を残したまま この世を去っていた。

永井隆はすべてを失ってしまった。むなしさばかりが胸に込み上げてきた。緑の遺骨を抱きながら、言葉にならず涙だけが流れてきた。何のために自分は生きてきたのだろうか、緑を灰にするために自分は生きてきたのだろうか、そしてこれから何のために生きてゆけばよいのだろうか。永井は遺骨を抱きしめながら絶望感に駆られた。本来ならば妻の緑が自分の遺骨を抱くはずだった。それなのに緑のほうが自分より先に死んでしまった。「生きることも、死ぬことも神のご光栄ある思《おぼ》し召《め》し」と受け止めるしかなかった。そして防空壕に入り、目をつむり、神に祈りを捧げた。緑のロザリオの鎖を握り、遺骨とともに一夜を過ごした。

三ツ山での救護活動

永井隆は翌日から救護活動を再開した。被爆3日目の8月12日、12人編成の隊長となって三ツ山の貸家に「長崎医大第11医療隊救護所」を設置し、被爆者の治療に当たることになった。三ツ山には子供たちが疎開している祖母の家があった。永井は途中で他の医師や看護婦たちとその家によることにした。誠一《まこと》と茅乃《かやの》のふたりの子供は無事であった。

しかし父親を見て子供たちは後ずさりした。頭部を包帯で巻かれ、包帯も服も赤黒い血で染まっていた。父親の顔は真っ青で目だけが光っていた。そして永井が手にしたロザリオに誰もが言葉を失った。子供たちは浦上地区が原爆により火の海になり全滅したことを知っていた。母親のロザリオが何を意味しているのか、何も言わなくても理解できた。永井は子供たちに短い言葉を掛けるのがやっとだった。

泣きたい気持ちをごまかすように、「さぁ、これから忙しいぞ、患者の治療を始めなければ」と言い残して外へ出た。医療救護隊員たちは浦上川の上流にある三ツ山の川に入り、身体の汚れを落とし血まみれになった服を洗った。永井は裸になって自分の身体を見ると身体中が傷だらけだった。身体を川水で洗うと救護隊は三ツ山の村に入った。三ツ山はカトリックの村で、村人たちは救護隊に献身的に協力してくれた。それまでは野宿の生活であったが、やっと貸家を見つけ床の上で寝ることができた。永井は頭に包帯を巻きながら、物理的療法科の仲間たちと、次々に運ばれてくる被爆者の救護に尽くすことになった。

負傷者の多くは原爆による傷を負い、その傷は化膿していた。救護隊は傷を洗い、ガラスや木片などの異物を患者の身体から取り出し、また熱線によって皮膚が裂けた患者、皮下組織が赤く露出している患者にも丹念に消毒を繰り返した。

救護隊が三ツ山を医療救護所に選んだのは、三ツ山の鉱泉が火傷に効くとされていたからである。救護隊には使える薬剤はほとんどなく、あるのは消毒液のクレゾールとヨードチンキぐらいだった。患者を鉱泉に入れ治療することが大きな治療法となった。それでも三ツ山の救護所まで歩いて来られる患者はまだ軽傷で、重症患者は家の中で動けずにいた。そのため救護隊は朝早くから周囲の地区を一軒一軒巡回しながら、家の中で苦しんでいる負傷者の治療に当たった。

終戦

原爆の投下から6日目の8月15日、重大放送があると知らされ西浦上国民学校へ向かった。そして玉音放送を聴き戦争が終わったことを知った。救護隊員たちは手をとり合い涙を流した。その涙は日本が戦争に負けた悔しさというよりも、この悲惨な戦争が終わってくれたことへの涙だった。誰も口には出さなかったが、この放送が一週間早ければ長崎の悲劇はなかったことを悔しい思いで実感していた。

長かった戦争は終わった。しかし目の前には大勢の患者が溢れている。患者がいる以上、医療救護隊の仕事に終わりはなかった。戦争に負けても、自分たちが守るのは目の前の患者の生命だった。患者がいる限り救護活動に終わりはなかった。このような考えは永井だけではなかった。救護隊の医師、看護婦は皆同じ気持ちで患者の治療に当たっていた。

永井はみんなが寝静まってから、原爆による被害状況、人体の変化、治療方法をランプの下で夜遅くまで克明に記録していった。記録を残すことは原爆に直撃された放射線医師として当然の任務だと思っていた。

医療人としての原点

しばらくして救護班の隊員たちの身体に変調が起き始めた。それは原爆による放射能障害であった。けがをしなかった隊員の身体も放射能がむしばんでいた。救護隊員たちは放射能障害によって次々と体調不良を訴え始めた。頭髪は束となって抜け、全身倦怠が彼らを襲ってきた。微熱、嘔吐、下痢が続き、救護隊員たちは過労に加え放射線障害によって消耗していった。永井も同様の症状をきたしていた。肉体はしだいに衰え、歩くことすら困難になった。それでも永井は朝早くから夜遅くまで杖をつきながら往診して、動けない患者の傷の消毒などの治療を行った。ある日、往診からの帰り道、永井は坂道を登ることができなくなり、看護婦に背中を押されながら、ふらふらの状態で帰ってきた。そして病床につき昏睡状態に陥ってしまった。

永井の症状は一進一退を繰り返し、再び側頭動脈から血がにじみ出てきた。永井はいよいよ最期の時が来たと思った。病床には息子の誠一、娘の茅乃、神父、救護隊の仲間が集まった。永井は彼らに「正しい信仰を持ってください」と最後の言葉を振り絞った。しかし救護隊は諦めなかった。永井を助けるため必死になった。連日連夜、不眠不休の看護に当たった。息子の誠一は父親を助けたい一心で、片道20分以上もかけて何度も鉱水を汲みにいった。

1週間後、周囲の気持ちとキリスト教徒たちの祈りが通じたのか、頭部からの出血は止まり、生死をさまよっていた永井の症状は次第に回復へと向かった。永井隆はなんとか生命を取りとめることができた。しかし救護隊員にも体調不良を訴える者が続出したため、長崎医大第11医療隊救護所は無念にも解散することになった。

12人の救護隊員は自分たちも原爆の被爆者でありながら、被爆で傷ついた被害者に8月12日から10月8日まで救護活動を行ったのである。過労、栄養不良のなかで、永井隆をはじめとした救護隊員は、医師として、看護婦として、医療にたずさわる者として、それを当然の行為と受け止めていた。彼らの頭には自己犠牲という言葉はなかった。患者を前にして患者を助ける、この医療人としての原点が当然のように身体と心に刻まれていた。三ツ山での58日間の救護活動は、充分な医療品もないなかで、全治した者79人、軽快10人、死亡29人、転出7人と記録されている。

原爆の惨禍

原爆によって家屋の多くは粉砕され、焼失し、長崎市は甚大な被害を受けた。当時の長崎市の人口は21万人とされていたが、原爆による死亡者は7万3884人、負傷者は7万4909人である。市民の3分の1以上が死亡し、3分の1以上が負傷していた。成人男性の多くは戦地にいたので、犠牲者の65%が老人、子供、女性だった。爆心から1キロ以内にいた人の多くは即死だった。この犠牲者の数は原爆直後の人数で、その後に死亡した者は含まれていない。また放射能障害、火傷によるケロイド、さらに奇形児が生まれるなど、原爆による被害は計り知れないものであった。

長崎市のなかでもキリスト教徒が多く住んでいる浦上地区の被害がもっとも大きく、浦上地区の半径4キロ四方が焼野原となり、長崎市内の3割が全焼した。犠牲者の多くは、爆心地では体内の水分が瞬時に蒸発して即死状態、爆心地から1キロ以内では爆風、熱線による死亡が多かった。爆心地から2キロ以内で遮蔽物《しゃへいぶつ》がない場合では、胃腸障害を引き起こし2週間以内に多くが死亡した。

永井隆の息子の誠一が通っていた山里国民学校は爆心から600メートルのところにあった。校舎は全焼し、28人の教職員が亡くなり、1300人の子供たちも一瞬のうちに犠牲となった。爆心地に近かったので、誠一のように疎開していた生徒だけが生き残った。誠一の同級生で生き残ったのはわずか4人であった。

また爆心から500メートルの城山国民学校は鉄筋コンクリート3階建てであったが、爆風は校舎を西に傾け、外壁も崩れ落ちた。城山国民学校では30人の教職員が亡くなり、学徒動員で働いていた女子学生ら110人が一瞬のうちに亡くなった。当日、学童は登校していなかったが、城山の児童1500人のうち1400人が家で犠牲になった。12月の授業再開時に出席したのは14人と記録されている。

長崎には三菱造船所をはじめとして多くの軍需工場があり7500人の従業員や学徒動員の学生が働いていた。三菱造船所は世界最大級の戦艦「武蔵」をつくった造船所であり、長崎港は兵員と軍需物質を送り出す重要な軍事拠点となっていた。そのため戦争時の長崎の防空体制は強化されていた。また長崎は坂の多い街である。その地形を利用して多くの横穴式の防空壕が掘られていた。そして医療体制は長崎医科大学を中心に整っていた。しかし原爆はこの防衛体制をはるかに上回る被害をもたらした。そして医療の中心となるべき長崎医科大学の全壊は救護体制を根底から覆すものであった。長崎市内には146人の開業医がいたが、その半数は戦地に徴集され、残された70人のうち犠牲者20人、負傷者20人というように、救護活動ができる開業医は30人に満たなかった。長崎医科大学付属病院には入院患者150人、外来患者150人がいたが、このうちの約

200人が死亡した。

被爆の中心地、浦上に戻る

10月15日、歩けるようになった永井は、三ツ山から浦上の焼け野原に戻ってきた。それは放射線医師として原爆の被害を正確に調査しようと思ったからである。長崎県は爆心地帯の町内会会長宛に「浦上一帯は今後70年間は草木も生えず、生命の危険があるから、住民たちは適当な場所に移住するように」という通達を出した。そして長崎市民の間では「この70年不毛説」が真実のように噂されていた。しかし永井は原爆が人体に与える影響、さらに植物や動物などに与える影響を、医師として科学者として、自分の目で観察するために浦上に戻ってきたのだった。長崎県の通達が本当であれば永井の行動は自殺行為である。しかし病苦に耐えながらも、残り少ない人生を原爆の研究に捧げようとしたのである。

永井は防空壕の入り口にトタン屋根をつくり、一坪にも満たないバラック小屋で生活を始めた。そして放射能測定を行うと、日々放射能の数値が減少してゆくのが分かった。特に雨が降った翌日の放射能の数値は大きく低下した。長崎県の通達があっても、浦上の人たちのなかには亡くなった肉親への愛着から土地を離れられない住民がいた。永井は浦上に残っている人たちの身体の具合を聞いてまわり記録していった。

永井は半年間、妻の緑や犠牲者たちの喪に服すため、髪を切らず髭も剃らないと決意した。誰もいなくなった浦上の焼け野原を観察する姿は、まるで仙人の風貌であった。頭に包帯を巻き、力なく杖をつきながら廃墟を歩く永井の姿は、偶然にも米軍が撮影した写真に残されている。永井は浦上地区の土を調べて、3週間後にアリが群れをなし、1ヵ月後にはミミズや昆虫が生きているのを発見した。さらに撒《ま》いてあったホウレン草の種から芽が出て葉をつけるのを見た。この冷静な観察により、永井は昆虫や植物が生きていけるのならば人間も住めるはずだと確信した。

永井隆は「70年不毛説」をいち早く否定し、浦上に戻って生活をしても大丈夫と人々に伝えた。すぐに誠一、茅乃を呼び寄せたが、浦上のバラック小屋の生活は厳しかった。雪が降ると毛布の上に雪が積もった。生きていける最低限の生活だった。

最初の学術報告書

永井は原爆が投下された日の状態から、三ツ山での原爆被害者の治療までを記録した報告書「原子爆弾被害救護の作業報告書」を学長代理の古屋野博士に提出した。この報告書は三ツ山救護所で患者を治療しながら深夜の時間に書いたもので、原稿用紙１００枚にまとめられていた。この報告書は長崎原爆に関する最初の学術報告書であった。このように永井は科学者として常に冷静であった。

原爆投下直後から、医師たちは被爆者の救護活動を始めていた。しかしこの悲惨な状況のなかで、冷静に被害の事実に目を向け、記録を残した医師は少なかった。永井の「原子爆弾被害救護の作業報告書」は、原子爆弾による被害についての最初の公式記録として注目された。治療を終えた深夜に書かれた報告書は、原爆による被害状況を生々しく伝えていた。永井隆は放射線医師として原子物理学に興味を持っていた。そのため、原爆という未経験の悲惨な体験や治療を、医師、科学者の目で冷静に見つめることができた。この報告書は報道機関の記者によって見出され、昭和45年7月25日の『週刊朝日』臨時増刊号に掲載された。「原子爆弾被害救護の作業報告書」は、次のような文章で結ばれている。

「……すべては終わった。祖国は敗れた。わが大学は消滅しわが教室は烏有に帰した。余等亦夫々傷き倒れた。住むべき家は焼け、着る物も失われ、家族は死傷した。今更何を云わんやである。唯願う処はかかる悲劇を再び人類が演じたくない。原子爆弾の原理を利用し、これを動力源として、文化に貢献出来る如く更に一層の研究を進めたい。転禍為福、世界の文明形態は原子力エネルギーの利用によって一変するにきまっている。そうして新しい幸福が作られるならば、多数の犠牲者の霊も亦、慰められるであろう」

昭和20年11月2日、長崎医科大学で犠牲者の合同慰霊祭が行われた。爆心地に近かった長崎医科大学では、角尾学長をはじめ医師、看護婦、学生の8割以上が死亡し848人が犠牲になった。犠牲者のなかには物理的療法科の仲間6人が含まれていた。長崎医科大学で死亡した教授の補充が行われ、1月26日、永井隆は物理的療法科の教授に就任した。大学は破壊されていたので、新興善小学校の校舎を借りて診療と研究が再開された。

被爆地、浦上の歴史

原爆は長崎の街を破壊し多数の犠牲者を出した。さらに東洋一の美しさを誇っていた浦上天主堂も、原爆は瞬時に倒壊させ延焼させた。ロマネスク様式の浦上天主堂はアーチ型の玄関や二つの塔を誇っていたが、爆風によりレンガの壁の一部と、数本の石柱を残すだけの無惨な姿になっていた。

小高い丘に立つ浦上天主堂は、明治28年から20年の歳月を経て完成した建物だった。フランスの教会の写真を取り寄せ、信者たちが20年間にわたり一枚一枚レンガを積み上げ、力を合わせて完成させたのだった。浦上天主堂は勤労奉仕と献金活動によって高さ30メートル、奥行き70メートル、4000人が収容できる大聖堂として完成した。

原爆によって天主堂は壁の一部を除いて全壊した。原爆の数千度の熱線により前庭の聖人の石像は黒くこげ、秒速数百メートルの爆風により石像の手、鼻、頭部は吹き飛ばされた。原爆が投下された時、ふたりの神父と24人の信者がいたが、彼らは浦上天主堂と運命をともにした。浦上地区は長崎の伝統あるカトリックの街で、住民の半数以上がカトリック教徒だった。その1万2000人の信者のうち8000人が死亡した。生き残った信者の多くは、従軍や軍需奉仕などで原爆投下時に浦上地区にいなかった者たちであった。

11月23日、廃墟となった浦上天主堂の広場で、カトリック教会による合同慰霊祭が行われた。白い十字架が8000本並び、十字架の数は集まった人数より多かった。茅乃は母親の名前を書いた十字架を持っていた。永井は頭に白い包帯を巻き、伸び放題の髪と髭の姿で出席した。彼は犠牲になった妻とキリスト教徒たちに対して喪に服すつもりで髪と髭を伸ばしていた。手には白い布で包んだバケツを持っていた。バケツには38歳で亡くなった妻、マリナ緑の遺骨が入っていた。

永井隆は信者総代として弔辞を読むことになった。その弔辞は意味深い内容であった。原爆がキリスト教徒の居住地区である浦上に落とされたことに対して、「原爆はキリスト教という異教徒への天罰であり、異教徒を罰するために原爆が投下された」と噂されていたからである。彼の弔辞の内容を理解するには、浦上地区のキリスト教徒への長い迫害の歴史を知らなければならない。

長崎は安土桃山時代には貿易の町、キリスト教の中心地として栄えていた。浦上は安土桃山時代からキリシタンの村であった。浦上地区のキリスト教徒への弾圧の歴史は豊臣秀吉の時代から始まる。秀吉はキリスト教を禁じ、外国人神父6人、日本のキリスト教徒20人を磔《はりつけ》の刑に処した。江戸幕府もキリスト教を禁じ、苛烈なキリシタン弾圧政策を続けた。信徒は隠れキリシタンとなり信仰を堅く守ったが、幕府は5人組の隣組制度をつくり踏み絵によってキリスト教徒を見つけ出し、キリスト教徒がいた5人組は全員が処罰を受けるという厳しい措置をとった。このようにキリスト教徒は何度も弾圧され迫害を受けた。キリシタンの大規模な迫害は「崩《くず》れ」と呼ばれていた。1867（慶應3）年に信者68人が幕府により投獄された1番崩れから4番崩れまで大規模な迫害が続けられた。それでもキリスト教徒は信仰を守るため、「帳方《ちょうかた》」をトップとした秘密組織をつくっていた。「帳方」とは宣教師に代わって教理、祈り、教会暦などを守り、それを伝承する重要な役目を担っていた。その7代目「帳方」である吉蔵の血筋をひいたのが、永井隆の妻の緑だった。

この迫害は明治時代になっても続き、明治元年には浦上村のキリスト教徒3394人が捕まり、改宗を拒んだため全国21藩に罪人として流配となった。そして拷問を受け、飢えに苦しみ、疫病に倒れていった。日本の欧米化政策により、また対外的なメンツからキリシタン禁制は明治6年になってやっと撤廃された。しかし3394人のキリスト教徒のうち613人が殉教した。キリシタン禁制は撤廃されたが、帰郷できたキリスト教徒に対する差別と迫害は終わらなかった。それは天皇という新たな神が日本につくられたからである。

日華事変を経て、太平洋戦争が始まるとキリスト教徒に対する弾圧は厳しくなった。特高刑事や憲兵がキリスト教徒を尾行し監視下に置いた。また学校では、「お前たちの神様と天皇陛下のどちらが偉いのか」と難癖をつけ、罪のない子供たちにつらく当たることもあった。キリスト教を信仰することは天皇陛下にそむくこととされ、キリスト教徒は非国民、売国奴とののしられた。子供たちは「スパイの子供」と言われ石を投げつけられもした。戦局が悪化し本土決戦が近づくと、キリスト教徒たちはアメリカ兵の味方をするとまで噂された。

永井隆の弔辞

このような迫害を受けていた多くのキリスト教徒が原爆で死に、そして浦上天主堂までが原爆の直撃を受けて崩壊したのである。なぜ原爆がキリスト教徒の街、浦上に投下されたのか、それはキリスト教徒に対する天罰だとの陰口が公然とささかれた。神は原爆という手段でキリスト教徒の罪を罰し、信者の家族を殺し、教会を焼いたと噂された。このことは信者たちの心を動揺させていた。原爆はあらゆるものを破壊したばかりではなく信仰心も動揺させた。

永井隆はそのことに心を痛めていた。そして打ちひしがれたキリスト教徒を励ますために、次のような弔辞を読んだ。

「原子爆弾がわが浦上で爆発し、カトリック教徒8000人の霊魂は一瞬にして天主の御手《み》に召され、猛火は数時間にして東洋の聖地を廃墟とした。しかし原爆は決して天罰ではありません。神の摂理によってこの浦上にもたらされたものです。これまで空襲によって壊滅された都市が多くありましたが、日本は戦争を止めませんでした。それは犠牲としてふさわしくなかったからです。神は戦争を終結させるために、私たちに原爆という犠牲を要求したのです。戦争という人類の大きい罪の償いとして、日本唯一の聖地である浦上に貴い犠牲の祭壇を設け、燃やされる子羊として私たちを選ばれたのです。そして浦上の祭壇に献げられた清き子羊によって、犠牲になるはずだった幾千万の人々が救われたのです。子羊として神の手に抱かれた信者こそ幸福です。あの日、私たちはなぜ一緒に死ななかったのでしょう。なぜ私たちだけが、このような悲惨な生活を強いられるのでしょうか。生き残った者の惨めさ、それは私たちが罪人だったからです。罪多きものが、償いを果たしていなかったから残されたのです。日本人がこれから歩まなければいけない敗戦の道は苦難と悲惨に満ちています。この重荷を背負い苦難の道をゆくことこそ、われわれ残された罪人が償いを果たしえる希望なのではないでしょうか。カルワリオの丘に十字架を担ぎ、登り給いしキリストは私たちに勇気を与えてくれるでしょう。神が浦上を選ばれ燔祭《はんさい》に供えられたことを感謝いたします。そして貴い犠牲者によって世界に平和が再来したことを感謝します。願わくば死せる人々の霊魂、天主の御哀れみによって安らかに憩わんことを、アーメン」

参列したキリスト教信者たちは、被爆した８０００人の信者の冥福を祈りながら、永井隆の弔辞に涙を流した。そして残された苦しみのなかで、キリスト教信者としてこの苦しみを神に捧げることを誓い、廃虚から立ち上がる勇気を得た。

アンゼラスの鐘、ふたたび

浦上地区は見渡すかぎり焼け野原であった。家もなく、樹木もなく、荒涼とした浦上地区は、風が吹いても風を遮るものはなかった。信者の多くが天に召され、残された者たちも傷を負い、住む家は粗末なバラック小屋であった。心の支えとなるべき浦上天主堂を再建しようにも、資材がなかった。しかし信者たちは少しずつ資材を集め、浦上天主堂の復興のため奉仕することになった。

昭和20年12月24日、それはちょうどクリスマス・イヴの朝のことであった。全壊した浦上天主堂の廃墟のなかから「アンゼラスの鐘」が無傷の状態で見つかった。アンゼラスの鐘は重さ50トンであったが、爆風により35メートルも離れた瓦礫の下から、土に埋もれた状態で発見された。喜びのなかで、信者たちによる掘り出し作業が始まった。午後3時に掘り出しを完了すると、永井隆は今夜中にこの鐘を鳴らし、廃墟のなかで生き残った人たちに勇気と希望を与えようと提案した。急遽《きゅうきょ》、杉の丸太を三本組み合わせた櫓《やぐら》がつくられ、信者たちは声を合わせてジャッキで鐘を吊り上げた。そしてクリスマス・イヴの夜、無音の浦上に聖鐘の音が鳴りわたった。それは新しい希望を含んだ澄んだ音であった。戦時中は鐘を鳴らすことが禁じられていたこともあり、懐かしい鐘の音であった。アンゼラスの鐘は平和の訪れと復興を告げる希望の音であった。このクリスマスの日から、朝、昼、夕の3回、アンゼラスの鐘が鳴らされることになった。永井はアンゼラスの鐘を聞きながら、この長崎の悲劇を世界で最後にしてほしいと神に祈った。そして「新しき朝の光のさしそむる　荒野に響け長崎の鐘」の句を詠んだ。後に執筆された『長崎の鐘』の題名はアンゼラスの鐘を意味していた。

多くの原爆被害者の尊い命を救い、敬虔なキリスト教徒であった永井隆の経歴をここで振り返ってみる。

医学生時代の永井隆

永井隆は、明治41年2月3日に出雲の国、島根県松江市で5人兄弟の長男として生まれた。父親の永井寛は隆が生まれた翌年に医院を開業。隆は士族の出である母親のツネの影響を受けながら幼少年期を過ごした。両親とも勉強家で夜遅くまで机に向かっていた。ツネは独学でドイツ語、医学、薬学を学び、夫の診療を助けていた。このような厳格で勉強家の両親に育てられた隆は、両親の影響から勉強は楽しいものと感じていたが、子供のころは神童、あるいは秀才と呼ばれるほどではなかった。松江中学に入学した時はぎりぎりの補欠入学で、成績で決められる教室の机の順番は最前列の端であった。しかし努力家で負けず嫌いの隆は、卒業時には首席になっていた。13倍の倍率で松江高等学校理科乙類に入学したころは、自然科学に興味を持ち唯物論のとりこになっていた。

昭和3年、松江高等学校を首席で卒業し、長崎医科大学に入学。そして浦上地区の森山貞吉の二階を借りて下宿することになった。森山家は江戸時代にキリスト教の「帳方」を務めためた家系である。「帳方」には十字架、ステンドグラス、聖書などを密かに守り通す役目があった。役人に見つかれば火あぶりか、打ち首の刑であった。森山家は命をかけて信仰を守った家系である。

森山家の家族構成は、貞吉、妻のツモ、1人娘の緑であったが、彼らは永井にキリスト教の話をしなかった。しかし森山家に下宿したことが、後の永井に大きな影響をもたらすことになる。永井は医学を学び医学は科学と信じていたので、霊魂や信仰などには関心はなかった。遺体解剖では「単なる臓器のかたまりが人間の本質」と教えられた。臓器の巧妙な仕組みは物質の離合集散で、人間が死んだら元素に還るだけと考えていた。彼の頭は自然科学、唯物論に固まっていたが、大学3年生の時に母が死に、霊魂の存在を信じるようになった。窓から見える浦上天主堂の荘厳な美しさ、部屋に飾られた十字架、マリア像、そして毎日祈りを繰り返すキリスト教徒の生活、わずかではあるが、それらが永井の心に影響を与えていた。

永井は常に優秀な医学生であった。そして長崎医科大学を首席で卒業し、卒業式では学生代表として答辞を読むはずだった。しかし卒業式の5日前に行われたクラスの送別会で時間の過ぎるのも忘れて大いに飲み、終電に乗り遅れ、雨に濡れたまま帰路についた。酔っていた永井は濡れたまま寝込んでしまい、目を覚ました時、高熱とともに耳の激痛に襲われた。長崎医大付属病院を受診したが、急性中耳炎から髄膜炎を併発し、昏睡状態に陥り手術を受けることになった。

キリスト教徒のおばあさんが入院している間つきっきりで看病した。こんな若い学生を死なすわけにはいかないと、おばあさんはロザリオを握りしめ病気の回復を聖母マリアに祈った。手術から1週間後、永井は意識を回復し一命を取り留めたが、片方の耳が難聴になっていた。

永井は大学を卒業したら内科を専攻するつもりだった。しかし難聴となって聴診器が使えないため、病床に伏せたまま内科専攻を断念し、放射線医学を専攻することを決意した。首席で卒業するほど優秀であったが、放射線医学だけは興味が持てず零点だった。その不快感が心に残っていた。不得意な分野を克服したいという気持ちに駆られていた。

当時、放射線医学は物理的療法と呼ばれ、日本ではまだ馴染みの薄い分野だった。この選択が永井隆の人生を大きく変えた。長崎医科大学ではドイツ留学から帰ったばかりの末次逸馬助教授が物理的療法科部長になっていて、永井に診療や研究の助言を行った。永井は放射線医学の本を読みあさり猛勉強を始めた。放射線医学、原子力の応用はこれからの医学を担う学問であると信じるようになった。レントゲン検査や癌に対する放射線療法について学び、多忙な日々が始まった。

永井隆が放射線医学の医師を志して半年後の昭和7年、満州事変が勃発した。そのため彼は軍医幹部候補生として広島の歩兵第11部隊に配属され、1年間出征することになった。出征する前日、下宿先の一人娘、森山緑が永井隆の部屋を訪ね、手編みのジャケットを手わたした。このジャケットには弾丸を防ぎ身体を守ってあげたいという気持ちが込められていた。

カトリック入信と結婚

永井は従軍中に、緑から送られた慰問袋に入っていた「公教要理」を何度も読むようになった。むさぼるように読み返し、その内容に驚き感銘を受けた。「公教要理」とはカトリックの教義を分かりやすく解説した本である。永井は幼児期から軍国教育を受け、また医学も唯物的、科学的なものと考えていた。キリスト教についての憧憬はあったが、キリスト教を積極的に知りたいという気持ちはなかった。

それまでの永井は、医師として科学のみを信じてきた。しかし戦場には科学では説明できない人間の悲しみや苦しみが溢れていた。悲鳴とともに兵士は傷つき、目の前で人が死んでいった。多くの悲劇を見せられ、彼は人間そのものの真理が医学や科学だけでは説明できないことを悟った。医学や科学では傷ついた人たちの心を癒すことはできない。むしろ、それまで信じてきた科学が兵器となって戦争という悲劇を生み、人々を苦しめていると感じるようになった。

「公教要理」には人間の生きるための意味、また人間の悲しみや苦しみが明確に解説されていた。人間は何のためにこの世に生きてきたのか、死とは何か、霊魂とは何か、罪とはなにか、このような重要な問題に「公教要理」は明快に答えていた。永井は自分が信じていた唯物的思考は間違いであり、聖書の教えが正しいと信じるようになった。それまで求めてきた真理がキリスト教にあると思えてきた。そして医療の本質は人間の魂を救うことであり、魂こそが人間の永遠の価値であると信じるようになった。

戦地から帰国して数日後、永井は勇気を出して浦上天主堂の神父を訪ねた。そして世俗の罪に汚れてしまった過去を神父に懺悔《ざんげ》した。「公教要理」を読むまでは宗教を知らず、罪をわきまえず、芸者をあげて遊んでいた身勝手な自分を神父に告白した。そして「私はカトリックに改宗して、キリストの愛の手に救われたいと思っています。しかし私は大きな罪を数え切れないほど犯しています。このような罪多き者でも信者になれますか」と彼は神父にきいた。

神父は笑顔を見せ、「傷ついた身体を治すのが医師の務めであり、病んだ心を癒すのがキリスト教です」と述べ、温かい手で永井の手を握りしめた。キリスト教の教義を学び、数ヵ月後に洗礼を受けることができた。永井は「悪魔の仕業とその栄華を棄て、カトリックの教義を信じ、かつ守ること」を誓った。敬虔なカトリック信者となり、パウロという洗礼名が与えられた。キリスト教に入信して、永井は医師の仕事は病人とともに苦しみ、そして楽しむことであると悟った。そして生まれ変わったように無料診察、無料奉仕活動を行った。

カトリック信者となって2ヵ月後の昭和9年、永井隆は森山緑と結婚。新婚生活はかつて下宿していた新婦の自宅で始まった。緑の父親、貞吉は出兵中に他界しており、森山家に再び活気が戻ってきた。永井は物理的療法科に復帰し医局長に任命され、放射線医学の研究に努めることができた。学生への講義、患者の診察、多忙な日々であったが充実していた。そしてキリスト教の集会には必ず出席した。長男の誠一《まこと》が生まれ幸せな日々が3年続いた。

余命3年の宣告

昭和12年7月、永井に軍医中尉として2度目の徴集令状がきた。家庭のすべてを緑にまかせ、広島第五陸軍師団衛生隊として中国への2度目の従軍となった。中国では激しい戦闘が続いた。しかし永井隆の行動は前回の従軍の時とは違っていた。前回の従軍では日本の負傷兵だけを治療していたが、キリスト教徒となった永井は敵味方に関係なく負傷兵の治療に当たるようになった。永井の前には日中両軍の負傷兵が並び、さらに現地住民の病気の治療まで献身的に行った。永井隆にとって傷病者には敵も味方もなかった。また病気に悩む者に国籍など関係なかった。ロザリオを手にしながら、2年6ヵ月にわたり目の前で苦しむ人々を分け隔てなく助けることが彼の信念となっていた。また戦地住民の貧困状態を見て、長崎のキリスト教徒に救援物資を要請した。そして戦地住民に古着や食料品を与え、子供たちに日本の童話を語り、戦禍に痛めつけられた人々の心を癒した。それは赤十字精神に徹した人間愛の表れであった。永井を見て現地の人々は生き神様と感謝した。

永井は中国の従軍を終え、昭和15年2月に帰国した。長崎に帰ると長崎医科大学の物理的療法科の助教授となった。当時の日本人は栄養状態が悪く、衛生環境も悪かった。そのため結核が国民病といわれるほど急増していた。結核の診断にはレントゲン写真が必要だった。永井は1日100人以上のレントゲン写真を撮って診断を行っていた。しかし戦時下で物資は不足し、レントゲンフィルムも貴重品となり配給されなくなった。そのためエックス線で透視された画像を直接のぞいて診断を下していた。このレントゲンの透視は放射線を直接浴びることから非常に危険なことであった。しかし永井は患者を断らず、部下に任せることもせず、透視によるレントゲン診断を続けた。また時間を見つけると、貧しい患者のために無料診療も行っていた。

キュリー夫人をはじめとして、これまで放射線の研究を志した多くの先輩たちは許容量を超える放射線を浴び、放射能障害で死んでいった。キュリー夫人は悪性貧血、英国の放射線学者ジョン・エドワードは両手に癌ができて両腕切断、永井の上司である末次助教授も京都大学に教授として栄転してから放射能障害による再生不良性貧血で亡くなっている。永井はこのような放射能障害を熟知していた。しかし目の前の多くの患者を前にして逃げることはできなかった。フィルムがないのだから、たとえ放射能障害で倒れても仕方がないと考えていた。

永井はしだいに放射能障害による体調不良を訴えるようになった。そして自分のレントゲン写真を撮ってみると、脾臓と肝臓が異様に腫れているのが分かった。脾臓と肝臓の腫れは慢性骨髄性白血病を意味していた。永井は内科を受診し、白血球増多の所見から慢性骨髄性白血病の診断を受けた。そして内科部長からあと3年の命と宣告を受けた。慢性骨髄性白血病は放射能障害のひとつで、それまで多くの放射線医師の生命を奪っていた。永井は自分が慢性骨髄性白血病であることを知った時、ある種の宿命と受け止めた。原爆が落とされる2ヵ月前のことだった。

永井隆は慢性骨髄性白血病に冒され、そして3年の余命であることを妻の緑に打ち明けた。妻は子供を抱きしめながらじっと聞いていた。しばらくは何も言えずに、身動きもできずにいた。そして黙ったまま緑は十字架を仰いで祈り始めた。祈り終わった緑は「生きるも死ぬも神様のご栄光のために」と穏やかな笑みを浮かべながら夫に言った。そしてふたたび十字架を仰ぎ、夫の病気が進行しないことを神に祈り続けた。

永井の上司である末次助教授は京都大学の教授に栄転が決まっていた。そのため永井は長崎医科大学の物理的療法科を任される立場になった。末次助教授は永井に長期休養を説得したが、永井は長崎医科大学の物理的療法科で診察と研究を続けることを希望した。休みながら死を待つよりも、死ぬまで全力を振り絞りたいと考えていた。残り少ない命を放射線研究に捧げることを決意し、ますます研究に打ち込んでいった。

病床の執筆活動

戦争は終わったが、永井隆は教授として診療、講義と多忙な日々を送ることになった。長崎医科大学は全壊のままだったので、長崎の新興善小学校や木村、諫早《いさはや》の元海軍病院で学生たちに臨床講義を行った。電車で移動するだけでも大変な苦痛であった。しかし残された時間を放射線医学のために、また原爆病の病状を後輩たちに残さなければいけないという使命感を持っていた。

原爆による放射能障害は永井の慢性骨髄性白血病を悪化させ、脾臓は腫大《しゅだい》し妊婦のような腹を手で支えながら授業を行った。学生への講義、患者の診療などの無理がたたって身体は衰弱しきっていた。症状はしだいに悪化し、臥床する時間が長くなった。そして昭和21年7月、浦上駅で倒れ、以後自宅で病床につくことが多くなった。昭和21年11月、長崎医学会で「原子病と原子医学」の演題名で講演を行ったが、それ以降は歩くこともできないほど病状は悪化していった。昭和22年7月、わが身を実験台に原子病の研究に励んでいる永井隆のことを進駐軍が報道し、これを全国の新聞が取り上げた。

長時間座ることもできず、本格的な闘病生活が始まった。ふたりの子供を抱えての生活は苦しかった。トイレに行くときも、息子の肩につかまって行くのが精一杯であった。

身体は動けなかったが幸い両手も脳も機能している。このふたつがあれば原稿を書くことができる。永井は自分のなすべき事を考え、仰向けの姿勢で鉛筆をとり執筆活動に入った。

まず欧米でベストセラーになった『世界と肉体とスミス神父』の日本語訳を始めた。そして昭和22年12月に主婦の友社から出版することができた。この翻訳本が永井隆にとって初めての本となった。そして印税4万円の大部分を浦上天主堂、病院、学校に寄付し手元には2000円を残すだけであった。浦上天主堂は寄付によってオルガンを買うことができた。

永井隆の執筆活動はさらに続けられた。この長崎の悲劇を後人に伝えることを自分に与えられた使命と考え、原爆の恐ろしさを多くの人たちに知ってもらい、長崎を地球最後の被爆地にすることが原爆で生き残った者の義務と思っていた。そして二度と戦争を起こさないように、長崎から平和を訴えようと文章を書き始めた。

その決意は固かった。身体にむち打ちながら原稿を書き始めた。臥床の姿勢で、右手に鉛筆を握り、左手には原稿用紙をのせた板を握り文章を書いていった。長崎の悲劇を二度と繰り返してはいけない、そして平和を長崎から世界に発信しなければいけない。

彼の鉛筆にはこの思いが込められていた。科学者としての不屈の研究心、さらにカトリック教徒としての信仰心が彼を支えていた。死を前にした過酷な闘病生活のなかで、永井のもうひとつの戦いが始まっていた。死を前にして彼は憑かれたように次々と書き続けていった。

如己堂での生活

昭和23年春、カトリック信者たちは永井のためにかつての自宅跡に小さな家を建ててくれた。そしてそこを永井博士の住まいとして提供してくれた。それはわずか二畳一間の家であった。永井は贈られた家を如己堂《にょこどう》と名づけ、そこで闘病生活を送ることになった。如己堂とは「おのれのごとく隣人を愛せよ」というキリストの言葉「如己愛人」からとったものである。自分のことのように他人も愛しなさいと教えたかったのである。永井はカトリック信者たちに感謝した。

二畳一間の如己堂から瓦礫のままの浦上天主堂を望むことができた。永井は浦上天主堂を望み、アンゼラスの鐘を聞きながら筆を運んでいった。誠一と芽乃のふたりの子供と二畳一間の如己堂に住み、時間を惜しんでは執筆に励んだ。一畳は自分が横たわり、残りの一畳で誠一と芽乃が生活をしていた。そして闘病生活のなかでひたむきに書き続けた。

昭和23年、『ロザリオの鎖』が発行されると、永井は印税40万円を浦上天主堂に寄付し、天井のなかった天主堂に屋根が架けられた。さらに「九州タイムズ」文化賞を受賞。永井はその賞金で浦上の地を「花咲く丘」にしようと、サクラの苗木1千本を山里小学校、純心女子学園、浦上天主堂、病院、道路などに植えさせ、残りのすべてを教会に寄付した。この千本桜は春になると浦上の丘を美しく彩った。地元の人たちは「永井千本桜」と呼んで喜んだ。

永井は腹水のため寝がえりもできない状態となったが、『長崎の鐘』『亡びぬものを』『この子を残して』『生命の河』『花咲く丘』を矢継ぎ早に書き上げていく。永井が書いた本はいずれも清らかな文章で、原爆と敗戦に打ちひしがれていた当時の人々の心を奮い立たせた。如己堂から発表される作品や言葉は、敗戦で落ち込んだ日本人の心をとらえ、永井隆の名前は日本中に知れ渡った。印税のほとんどは長崎市に寄付され、長崎の復興に使われた。

代表作『長崎の鐘』

昭和24年1月30日、日比谷出版社から原爆体験の記録『長崎の鐘』が出版された。『長崎の鐘』はすでに昭和21年8月に書き上げられていたが、進駐軍の検閲により出版できずにいた。当時は進駐軍が出版物の検閲を行い、米軍にとって都合の悪い書物は出版を止められていた。原爆の惨状を描いた『長崎の鐘』は当初、出版を差し止められていたが、そのうち「東京タイムズ」に連載されて評判になると、進駐軍は出版を許可し、脱稿から3年後に発売されることになった。『長崎の鐘』は130円で10万部を売り上げ、昭和24年のベストセラー第一位を占めた。大学で被爆した瞬間から、それに続く被爆者の救出・治療の模様を書いた記録だった。当時の日本人は永井隆の本を競って買い求めた。科学者としての冷静な観察、医師としての自分犠牲による治療の様子、キリスト教徒としての愛に満ちた詩的な文章、これらが全体に流れていた。永井隆の人間愛に溢れた文章が全国の人々の感動を呼んだ。

代表作であるこの『長崎の鐘』の文章の書き出しは、原爆が投下された日の朝の情景から始まっている。

昭和20年8月9日の太陽が、いつもの通り平凡に金比羅山から顔を出し、美しい浦上は、その最後の朝を迎えたのであった。平地を埋める各種工場の煙突は白煙を吐き、街道を挟む商店街のいらかは紫の浪とつらなり、丘の住宅地は家族のまどいを知らす朝餉の煙を上げ、山腹の段々畑はよく茂った諸の上に露を輝かせている。東洋一の天主堂では、白いベールをかむった信者の群が、人の世の罪を懺悔していた。

永井隆の作品全体に言えることとは、敬虔なカトリック信者としての立場から原爆の惨状を捉えていたことである。戦争や原爆について誰も恨まず、原爆は神が与えた摂理、天主の恩恵として捉えられていた。浦上天主堂で犠牲になった信者たちへの弔辞を読み上げた時、「犠牲者は儀式に捧げられた、生け贄《にえ》の子羊として選ばれた者である。原子爆弾が浦上に落ちたのは大きな御摂理《せつり》で、神の恵みであることに感謝を捧げねばならぬ」と述べたが、これが長崎の原爆に対する彼の考えであった。

原爆は神の摂理か

長崎に落とされた原爆は当初は小倉に落とされる予定であった。しかし小倉上空は雲で閉ざされていたため、予定を変更して長崎に落とされたのである。しかも長崎の軍需工場に落とすはずが、パラシュートで投下された原爆は風に流され天主堂の正面に落ちたのである。つまり米軍のパイロットは天主堂を狙ったわけでなく、神の摂理によって浦上の地にもたらされたと解釈しても不自然ではなかった。アメリカが主張するように、原爆によって戦争は終結を迎えたことは事実であった。もし原爆を使用しなければ、太平洋戦争は本土決戦となり、日米に甚大な被害を引き起こしたことは確かであった。

しかしこの考えがアメリカの原爆を正当化するものとして、一部から批判されることになる。戦後の原水爆禁止運動で長崎が広島より低調だったのは、原爆を神の摂理と説く永井隆の本がベストセラーとなり、彼の考えが長崎市民に染み渡っていたからともいえる。そのため原爆について「怒りの広島、祈りの長崎」という言葉が自然に生まれた。広島にある原爆慰霊碑のほとんどが「犠牲者、死没者、戦没者」という言葉を使っているが、長崎の原爆慰霊碑のほとんどは「殉難者」という言葉が使われている。「原爆は神の摂理」という永井隆の考えがカトリック信徒のみならず長崎市民に影響を与え、原爆を告発する機会は久しく途絶えていた。長崎の「殉難者」という言葉はたまたまそこにいた不運を意味し、死者の冥福を祈るというイメージがあった。広島の「犠牲者」という言葉は、恨むべき加害者の存在をイメージしていた。

知恵の木の実を盗んだアダムとイヴ、弟を殺したカインの血を受け継いだ人間が、戦争という大きな罪を犯した以上、神に犠牲を捧げてお詫びしなければならない。それまで何度か終戦の機会があった。また空襲で全滅した都市も少なくなかった。それでも終戦とならなかったのは、神が終戦を許さなかったからで、浦上が犠牲になって初めて神は人間を許し、終戦に導いた。このような永井の考えは、戦争犯罪という後ろめたい気持ちを持つ政治家や軍人たちにとって、過去を清算する上で都合のよい考えであった。また原爆を投下したアメリカにとっても、原爆の大義名分を与えてくれる上で都合がよかった。このように永井の考えは日本の戦争責任、アメリカの原爆投下責任を免罪とするものでもあった。原爆をどのように評価するかは大変難しい問題である。もし原爆を大量殺人と非難するならば、トルーマンはアウシュヴィッツの虐殺を行ったヒトラーと同じ行為を行ったことになる。

永井隆は戦争や原爆の悲劇を最も知っている人物のひとりであるからこそ、この悲劇を繰り返さないために多くの著書を残した。永井が戦争や原爆を神が与えた摂理と捉えたのは、キリスト教の教えには「苦しみも神から与えられた恵みであり、人間の苦しみをキリストの苦しみに合わせることによって価値あるものとする」という考えがあったからである。もちろん神の摂理という言葉を用いたのは、絶望している信徒に対して信仰に基づいた浦上再建への励ましの意味が大きかった。

永井の本がベストセラーとなったのは、戦争、原爆を政治とは関係のない文章で綴ったからである。政治的なことは何も触れず、戦争を通しての自分の経験、観察、悲哀を語り、それが国民に感動をもたらしたのである。戦争を生き抜いた人々は戦争の悲劇を共有していた。そのため多くの人たちの心を打ったのである。そして「戦争や原爆を二度と繰り返してはいけない」と文中に書かなくても、永井の文章そのものがそれを強く訴えていた。さらに「科学者がつくった原爆が政治に利用されてしまった無念」を知り、「永遠の平和をつくるためには、科学者は政治家の支配から独立する勇気が必要である」という考えが彼の文中から伝わってきた。

歌と映画「長崎の鐘」

『長崎の鐘』の本がベストセラーになると、次いで昭和24年には、国民の多くがラジオから流れる「長崎の鐘」の歌を耳にした。サトウハチローが作詞し古関裕而《こせきゆうじ》が作曲、藤山一郎が歌った「長崎の鐘」が大ヒットとなった。

それは悲しい曲であったが、美しく澄んだ声が多くの国民の心に響いた。戦後、日本国民を励ますいくつかの歌がつくられたが、そのひとつが「長崎の鐘」であった。ラジオから流れる藤山一郎の歌声は独特の宗教的雰囲気とともに戦災に打ちひしがれた人々を慰め、励まし、復興へと奮い立たせた。それは長崎市民だけでなく日本国民全体を勇気づけ、全国で歌われるようになった。「長崎の鐘」は原爆批判というよりも平和を願う希望の歌であった。歌詞を次に示す。

1　こよなく晴れた青空を　悲しと思うせつなさよ　うねりの波の人の世に
　はかなく生きる野の花よ　なぐさめ　はげまし　長崎の　ああ　長崎の鐘が鳴る

2　召されて妻は天国へ　別れて一人旅立ちぬ　かたみに残るロザリオの
　鎖に白きわが涙　なぐさめ　はげまし　長崎の　ああ　長崎の鐘が鳴る

3　こことの罪をうちあけて　更けゆく夜の月澄みぬ　貧しき夜の柱にも
　気高く白きマリア様　なぐさめ　はげまし　長崎の　ああ　長崎の鐘が鳴る

打ちひしがれた人々の再起を願って前半は短調、そして「なぐさめ、はげまし」の部分から長調に転じて力強く歌い上げられている。大ヒットしたこの独特の宗教的雰囲気を持った「長崎の鐘」は、その翌年に制作された映画「長崎の鐘」の主題歌になった。日本の歌謡曲史上に残る大きな曲となった。

「長崎の鐘」の作詞を依頼されたサトウハチローは、そのとき「これは神様がおれに書けと言っているに違いない」と直感した。サトウハチローの父は「あ、玉杯に花うけて」などで全国の少年少女を感奮させた人気作家、佐藤紅緑であった。5人兄弟のサトウハチローは仲の良かった二歳下の弟を広島の原爆で亡くし、他の二人も戦争で世を去り、残る一人も不遇のうちに服毒自殺という悲惨な死を遂げている。サトウハチローは以前から永井隆と手紙でやりとりをしており常に彼の病状を案じていた。一気に書いた「長崎の鐘」の詞には、永井隆への思いとともに、同じ原爆で死んだ弟への鎮魂の気持ちが込められていた。

藤山一郎が歌う「長崎の鐘」の人気は長く続き、多くの国民が口ずさんだ。如己堂の永井隆もラジオで歌を聞くたび、込み上げるものを隠せなかった。ある日、予告もなく藤山一郎がアコーディオンを手にひょっこり如己堂を訪ねてきた。そして如己堂の前で高らかに「長崎の鐘」を歌った。目を細めて聞き終えた永井の目には涙が溢れて止まらなかった。ただただ、「ありがとう、ありがとう」と繰り返すばかりだった。この歌が国民の間で広く愛唱されたのは、悲しみを歌いながらも、慰め、励まし、そして希望を与える暖かさに国民が勇気づけられたからである。

昭和25年、新藤兼人らの脚本によって「長崎の鐘」が松竹から映画化されることになった。長崎でロケがなされ、若原雅夫、月丘夢二が永井夫婦役を演じた。9月に映画が公開されると日本中に大きな反響を呼び起こした。もちろん主題歌は藤山一郎の歌う「長崎の鐘」であった。当時の人々にとって映画は一番の娯楽だった。映画「長崎の鐘」は、家族愛、復興への勇気を国民に与えてくれた。そして一万通をこえる手紙が永井隆のもとにとどいた。

涙を誘った『この子を残して』

永井隆の作品のうちで最も多く読まれたのは『この子を残して』であった。自分が死んだあとに残されてしまう、ふたりの子供の行く末を案じて書いた本である。この死を待つだけの父親が、孤児として残されてゆく子供のために書いた本は、2年間に30万部を超えるベストセラーになった。当時としては異常なほどの売れ行きであった。

父性愛の切なさと暖かさに溢れる『この子を残して』は次の書き出しで始まっている。


うとうととしていたら、いつの間にか遊びから帰ってきたのか、カヤノが冷たいほおを私におしつけ、しばらくしてから、

「ああ、……お父さんのにおい……」と言った。

この子を残して……この世をやがて私は去らねばならぬのか!

母のにおいを忘れたゆえ、せめて父のにおいなりとも、と恋しがり、私の眠りを見定めてこっそり近寄るおさな心のいじらしさ。戦の火に母を奪われ、父の命はようやく取り止めたものの、それさえ間もなく失わねばならぬ運命をこの子は知っているのであろうか?

枯木すら倒るるまでは、その幹のうつろに小鳥をやどらせ、雨風をしのがせるという。重くなりゆく病の床に、まったく身動きもままならぬ寝たきりの私であっても、まだ息だけでも通っておれば、この幼子にとっては、寄るべき大木のかげと頼まれているのであろう。けれども、私の体がとうとうこの世から消えた日、この子は墓から

帰ってきて、この部屋のどこに座り、誰に向かって、何を訴えるであろうか？……一日でも一時間でも長く生きてこの子の孤児となる時をさきに延ばさねばならぬ。一分でも一秒でも死期を遅らしていただいて、この子のさみしがる時間を縮めてやらねばならない。

『この子を残して』は講談社から出版され読者の涙をさそい、むさぼるように読まれていった。それは戦争で肉親を亡くした多くの子供たちへの愛情の代弁であった。『この子を残して』は映画化されることになった。加藤剛が永井隆、妻の緑を十朱幸代が演じた。

あの子らの碑

永井の著書はいずれも大いに売れた。一流作家が束になっても及ばないほどの人気で、二畳一間の如己堂には読者からの手紙の束が山のように積まれていた。しかし永井は印税のほとんどを天主堂の修復や奨学金のために使った。収入の大部分は貧しい子供たちや原爆症に苦しむ人々のために消えていった。戦後の混乱と貧困のなか、浦上には原爆で孤児になった子供たちや、家が貧しくて学校に行けない児童が多かった。

山里国民学校は、校長以下教員26人、用務員2人が死亡し、生存者はわずか4人であった。当日は夏休みだったため児童は登校していなかったが、児童1581人のうちおよそ1300人が自宅で被爆死あるいは火傷死した。山里国民学校は立て札や張り紙を出して児童を呼び集めたが、9月20日に登校したのは100余人だった。

児童の着ている衣服はボロボロに汚れ、みすぼらしく栄養失調気味であった。顔色は青白く裸足の者もいた。その日は、「教科書も鉛筆も帳面も、みんな焼けてしもうた」と泣きながら訴える児童を前に、先生たちはもらい泣きするしかなかった。施設も教材も消失しており、授業再開は困難を極めたが、師範学校の3室を借り、どうにか授業らしいものを始められた。

病床にあった永井は昭和24年春、原爆の悲劇を広く社会に知ってもらうため、生き残った山里国民学校の児童たちの作文をまとめ講談社から『原子雲の下に生きて』という題名で出版した。この本の表紙、カットは永井隆が描き、児童37名と教師の2名の体験談が載せられた。この本の印税によって山里国民学校には「あの子らの碑」がつくられた。昭和24年11月3日、原爆で亡くなった教員、児童の霊を慰めるために除幕式が行われた。

「あの子ら」とは原爆で焼け死んだ自分の子どもを思う母親の悲しみの声であった。「あの子らの碑」は燃え上がる炎のなかで、ひざまずいたひとりの少女が両手を胸に合わせ神に祈る姿が描かれている。本校では毎年この時期に、全校をあげて碑の前で「平和祈念式」を行い平和の誓いを新たにしている。また、校門下の坂道には永井から寄贈された50本の桜が植えられ、毎年春にはきれいな花を咲かせている。

長崎市文教町にあるカトリック系の純心女子学園には、学園の正門から左手に入った木立の中に「慈悲の聖母像」が建っている。原子爆弾により動員先の工場や家庭で死亡した213人の名前が刻まれ、台座には永井隆が詠んだ「燔祭《はんさい》の歌」が記されている。

「燔祭の炎の中にうたひつつ　しらゆりをとめ　燃えにけるかも」

永井は手紙のなかで、「自分で作った歌に自分で泣いたのは、これがはじめてです」と書いている。

ヘレン・ケラーの来訪

昭和23年10月18日、永井隆が闘病生活を送る如己堂にヘレン・ケラー女史が訪ねてきた。予告なしの突然の訪問であった。目の不自由な三重苦のヘレン・ケラーと横臥したままの永井隆は手を取り合った。手を握り合うと、温かい2人の愛情が交流するようであった。2人はキリスト教という絆によって強く結ばれた。

「教授よ、私はあなたの著書のことを聞いていました。病苦をしのいでよく書き上げましたね。おめでとうございます」

「私の肉体は損なわれ、自由を失っていますが、精神は自由に動きます。神の御栄《みさか》えのためしっかり働くつもりです」

「私たちは体の不自由な人々に希望を与える光とならなければなりません。どんな障害でも、わずかに残された能力を生かして全力を尽くせば、立派な仕事をすることができるという実例を示すことによって、世の光となりましょう」

「私たちはひとつの神を頭とする、ひとつの体の手と手であることを今実感しています」

「そうです。人類はひとつの神において一致するのです。神は愛です」

2人は手を握りしめ、このような会話を交わした。そしてこの出会いが永遠であり、天国でまた会えることを無言のまま信じ合った。

昭和24年5月28日、長崎医大に昭和天皇が見舞いに訪れることになった。永井隆は如己堂から担架に乗せられ、長崎医大に運ばれ陛下を待った。陛下は永井の本を読まれていた。そして「病気はどうですか、どうか早く回復するように祈ります」とねぎらいの言葉をかけ、主治医の影浦尚視教授には「治療を頼みます」と言われた。そして子供の誠一と茅乃に「しっかり勉強して、りっぱな日本人になってください」と言葉をかけられた。永井隆は昭和天皇の温かい言葉に感謝した。

永井を讃えて

昭和24年5月29日、ローマ法王の特使派遣として聖フランシスコ・ザベリオが来日し、400年祭を祝う会が浦上天主堂で行われた。3万人という多くの信者が参列した。ザベリオは永井隆が臥している如己堂を訪れる予定であった。しかし永井はそれを固辞し、担架に乗って、他の信者といっしょに浦上天主堂に出向いた。

昭和24年10月21日、バイオリニストのモギレフスキーが長崎市を訪ね、お見舞いとして演奏をしたいと申し出た。永井は県立盲学校の学生を如己堂に集めモギレフスキーの来訪を待った。モギレフスキーは静けさのなかでシューベルトの「アベマリア」を演奏した。演奏が終わっても長い沈黙が続いた。永井もモギレフスキーも学生たちも目をうるませたままであった。

多くの国民が永井隆の本を読んでいた。朝日新聞の統計によると、昭和24年に3万部以上売れた本は18点で、『この子を残して』が22万部で第1位、『長崎の鐘』が10万部で第2位、『ロザリオの鎖』が6万5000部で第7位、『生命の河』が3万6000部で第12位であった。

永井隆は昭和24年12月長崎名誉市民第一号に選ばれた。そして昭和25年6月、国会はこの生きる聖人を湯川秀樹博士とともに表彰した。永井の行為は、湯川秀樹博士の業績と同じレベルと評価されたのである。

国務大臣本多市朗代議士が如己堂を訪ね、表彰状と金杯を永井隆に手渡した。本多市朗代議士は内閣総理大臣・吉田茂に代わって表彰状を持ってきたことを告げ、次のように表彰状の文面を読み上げた。

「常に危険を冒して放射線医学の研究に心血を注ぎ、ついに放射線職業病のひとつである慢性骨髄性白血病に冒されてしまったが、なお不屈の精神力を奮い起こして職務に精励し、学界に貢献したことはまことに他の模範とすべきところである。あなたは原子爆弾のために負傷し、病床につく身となった後は著述に力をつくし、『長崎の鐘』『この子を残して』など、幾多の著書を出して、社会教育上寄与するところ少なくなく、その功績顕著である。よってこれを表彰する。昭和25年6月1日　内閣総理大臣吉田茂」

永井隆は表彰状を受け取った。国家表彰とは国民から表彰されたことを意味していた。永井は起きてお礼を述べようとしたが、もはや起きることができなかった。永井は国家表彰を受けたが、自分が湯川秀樹博士と同じレベルで表彰されることに疑問を持っていた。医学者としての業績は少なく、被爆者の救済を行ったのは自分ひとりではなかった。自分の本がベストセラーになったが、それが社会的な貢献として国家表彰に値するのだろうか、という疑問であった。

最後の執筆

如己堂に横たわる永井の腹は慢性骨髄性白血病のため妊婦のように大きくなっていた。寝返りもできない状態であった。しかし昼間は多くの人たちと会い、夜は熱と痛みに耐えながら書き続けた。全身の骨は痛み、脾臓が大きくなり他の臓器を圧迫した。食事は摂れなくなり、息苦しさも増していった。弱ってゆく肉体に残された最後の力をふりしぼり書き続けた。執筆に疲れると顔を外に向け庭に咲く花を見て楽しんだ。

昭和26年3月になると症状はしだいに悪化していった。発熱が続き腹水が急速に増え、全身の浮腫が目立つようになった。永井隆は自分の死期が近づいてきていることを自覚した。だが目が見えるうちに、手の動くうちに書けるだけのことを書こうとした。そして以前から構想を練っていた『乙女峠』を書き始めた。

津和野にある乙女峠は、浦上のキリスト教徒が投獄され迫害を受けた牢屋のあったところである。明治2年に津和野に流刑となった甚三郎を中心とした、乙女峠で苦しんだ信者たちの信仰心を永井隆はどうしても描きたかった。一行書いては休み、一行書いては息を整え、4月22日に『乙女峠』を書き上げた。永井隆は4年間で13冊の著作を書き残した。しかし『乙女峠』を書き上げた直後の4月25日、肩胛骨に内出血をおこし、執筆することができなくなった。口腔内に出血が始まり、4月30日には右大腿部に大量の内出血をおこした。大腿部の内出血は慢性骨髄性白血病による病的骨折によるものであった。主治医である朝長教授が入院を決定した。

5月1日9時、永井隆は戸板でつくられた担架に乗せられ、如己堂から長崎大学医学部付属病院に運ばれた。信者たちが担ぐ担架のうしろには自然に30人ほどの市民が付きそい、沿道の人たちも永井に頭を下げた。入院した直後には看護婦と冗談を言えるほどの状態であった。しかしすぐに痙攣《けいれん》をおこし危篤状態となった。そして昭和26年5月1日9時50分、永井隆は手にロザリオと十字架を持ち、ふたりの子供たちが看取るなか、長崎大学附属病院でこの世を去った。病気に冒されてから死に至るまで、一度も痛いとか苦しいという言葉を口にしなかった。享年43、静かな最期だった。

浦上の聖人

永井隆は生前から自分の病気を若い学生に勉強してもらいたかった。そのため死後の病理解剖を希望していた。病理解剖室は大学教授や医師たちで入りきれない状態であった。解剖室の外では多くの看護婦が遺族とともに解剖の終わるのを待っていた。

永井隆の解剖が終了し、松岡教授は脾臓が常人の35倍、肝臓が5倍の大きさで、死因は慢性骨髄性白血病による心臓衰弱と発表した。遺体は入棺され、白い十字架が描かれた黒い布に覆われ如己堂に戻ってきた。如己堂の周辺には多くの花輪が並べられ、多くの人たちが提灯を持って集まっていた。

5月14日、浦上天主堂で長崎市公葬が行われた。永井隆博士との別れを惜しむ2万人の長崎市民が浦上天主堂に集まった。浦上教会の聖歌隊が冥福を祈り聖歌を歌った。田川務長崎市長が祭文を読み、吉田首相、林参議院議長など各界の代表者300通の弔文が奉納された。山田耕筰が作曲し、サトウハチローが永井隆のために作詞した曲「辞世の歌」を純心女子学園の学生たちが合唱した。そして正午にアンゼラスの鐘が鳴り、この長崎の鐘の音に合わせるかのように、長崎市のすべての寺院の鐘、工場や汽船のサイレンが鳴らされ、長崎市民は1分間の黙祷《もくとう》を捧げた。

大十字架を先頭に浦上教会のブラスバンドが永井隆の遺骨を先導した。浦上天主堂から国際墓地までの長い道のほとんどが別れを惜しむ市民たちで埋めつくされた。パウロ永井隆は、マリナ永井緑の霊とともに国際墓地で永遠の眠りについた。

パウロ永井隆の墓標には「われは主のつかいめなり、おおせのごとくわれになれかし」「われは無益のしもべなり、なしたることをなしたるのみ」と刻まれている。長崎の人々は永井隆の死を悲しみ、今でも永井隆を「浦上の聖人」と呼んでいる。

世界の荻野

荻野久作

受胎の神秘「排卵と月経」の謎を解明

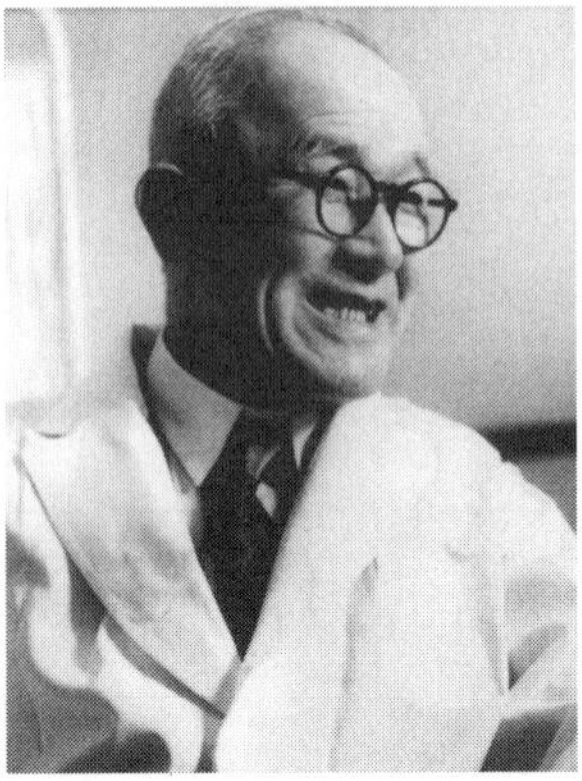

荻《おぎ》野《の》久《きゅう》作《さく》（一八八二～一九七五）

排卵は次の月経が来る16日から12日前の5日間に起きる——人体の神秘を解き明かしたこの荻野学説は、患者の言葉からヒントを得た逆転の発想によるもので、これを用いた避妊法はローマ法王庁が認めた唯一の避妊法となった。彼の名は研究者として世界的に有名ではあるが、各大学からの教授要請を断り、新潟市民のために90歳まで患者の診療を続け、むしろ臨床医として尊敬に余りある人物といえる。

日本の医学史を飾る偉人の名前を挙げるとしたら、小学生でも野口英世、北里柴三郎などの名前を言うことができる。しかし視点を海外に置き、最も有名な日本人医師は誰かと外国人に訊《き》けば、それは新潟に住んでいた一介の勤務医、荻野久作が間違いなく第一位になるであろう。

貧しい生い立ち

世界的な学者である荻野久作博士は、明治15年3月25日、愛知県八名《やな》郡下条村（現在の豊橋市下条東町）の農家、中村彦作の次男として誕生した。幼少時から無口なほうであったが、小学校時代の成績はずば抜けていた。下条村高等小学校の卒業試験は平均99点の成績で、もちろん首席での卒業であった。時習館中学へ進学してからもその秀才ぶりを発揮したが、貧乏な農家であった中村家には高校に進学させるだけの財力はなかった。また久作は次男だったので家督を継ぐこともできなかった。久作が生まれた明治時代は、まだ江戸時代からの長子相続の伝統が残されていて、どんなに優秀な成績であっても長男以外はよけい者としての扱いを受けていた。このままでは久作は高校にも進学できず、小作農の百姓になるしかなかった。

明治33年5月、中村久作が17歳の時に大きな転機が訪れた。愛知県幡豆《はず》郡西尾町に住む荻野忍が久作を養子にしたいと願い出たのである。荻野家は中村家から60キロ離れており、代々三河西尾藩に仕えてきた漢学者の家柄であった。荻野忍も藩主に漢学を指導していた学者であった。しかし明治維新となって、荻野家も他の士族と同じように凋落《ちょうらく》していた。荻野家には男の跡取りがいなかったので養子を探していた。そして中村久作の秀才ぶりを伝え聞くと、荻野忍は荻野家の復興を久作にかけたのである。

中村久作が荻野家に養子に入った翌年、荻野忍は日本赤十字の事務員の職を得ることができ、一家は東京に移り住むことになった。久作は時習館中学から私立日本中学に転校し、明治35年には旧制一高に入学することになった。荻野久作の成績は優秀であったが、特に医師になりたいという意志はなかった。おとなしい引っ込み思案の性格だったので政治家には向かず、さらに文才も美的感覚もないと自分では思っていた。工科、あるいは生物学科に進みたいと漠然と思っていたが、進路を養父の忍に言い出すほど強い意志はなかった。

産婦人科に入局

荻野忍は養子の久作が医師になることを望んでいた。当時の開業医はいずれも収入が良く大きな屋敷に住んでいたからである。忍は凋落した荻野家の再興を願い、久作を開業医にさせたかった。久作はこの両親の意志を無視することができず、明治38年7月に東京帝国医科大学に入学し、卒業と同時に産婦人科に入局することになった。

医学部のなかでは内科や外科が花形であったが、久作はそこで産婦人科を選ぶことになった。それには養母フサの意志が強く働いていた。フサは忍の後妻であり、前妻の妹、高橋瑞《みず》が女性の産婦人科医師で、羽振りの良い生活をしていることを知っていたからである。高橋瑞は日本で三番目の女性医師で、日本橋で産婦人科を開業していた。女性の産婦人科医師として繁盛し、多くの書生を抱え男まさりの働きぶりであった。フサは高橋瑞の羽振りの良さを見せつけられ、久作を産婦人科医にしたかった。このこともあって、久作は明治42年に東京帝国医科大学を卒業すると産婦人科学教室に入局することになった。養母フサは三河西尾藩の御殿女中を勤めた勝ち気な女性である。温厚な久作は養母フサに逆らうことはできなかった。またに逆らってまで自分の人生を進みたいと思うほどの意志はなかった。

産婦人科学教室に入局すると、木下正中教授について研究生活を送ることになった。しかしその当時は入局したばかりの医師は無給だったため、多少のアルバイトはできたものの両親を養う生活は苦しかった。東京帝国医科大学で2年間の研修や研究に打ち込んだが、荻野家は生活費に困るほど苦しい状態にあった。そのため久作に早く開業してくれという両親の希望を無視することはできなかった。明治45年、荻野久作は木下正中教授に生活苦を訴え開業したいと相談した。相談を受けた木下正中教授は、卒業してまだ2年の開業は早すぎるが、そのかわりに就職先の病院を斡旋《あっせん》すると約束してくれた。ちょうど久作が教授に相談したのと前後して、東京帝国医科大学内科教授入沢達吉が、親戚である新潟の竹山病院が産婦人科医を捜しているという話を木下教授に持ってきた。

竹山病院は遠く離れた新潟の田舎の病院である。新潟は生まれ故郷の愛知県とは遠く離れ、厳しい寒さの雪国である。しかし荻野久作は教授からの斡旋をすぐに受け入れた。東京にも病院の職はあったが、東京の病院は月給が50円であるのに、竹山病院では月給200円を約束してくれた。それほど竹山病院の給料は良かったのである。このように将来を有望視されていた東京帝国医科大学の医師が、新潟市の竹山病院に就職したのは、養父母の面倒をみなければいけないという単に経済的な理由からであった。

久作は東京を離れ、新潟の竹山病院に赴任することになった。養父の忍も日本赤十字の事務員をやめ、養母フサとともに新潟に移り住むことになった。荻野家にとって竹山病院は腰掛けにすぎず、竹山病院で開業資金を貯めて故郷の愛知県で開業する予定であった。養父母にとっては凋落した荻野家を故郷の三河で再興させることが強い願いであり、故郷に錦を飾ることを常に夢見ていた。しかし腰掛けのつもりだった新潟の竹山病院で、久作は勤務医として生涯を過ごすことになる。そしてまた両親も新潟で生涯を終えることになる。

明治36年に建てられた竹山病院は、木造二階建の長屋のような粗末な病院であった。荻野久作は産婦人科部長として赴任したが、赴任してみると産婦人科医師は自分ひとりだった。東京帝国医科大学で2年間修行したとはいえ、2年間の臨床は見学に近いもので、産婦人科の知識も少なければ臨床の腕も未熟であった。それでも患者の前では部長として何でも知っているように振る舞わなければならない。荻野は手術に立ち会ったことはあったが、それまで一度もメスを握ったことがなかった。初めての手術のとき、荻野の鼓動は患者の脈よりも早くなった。

最初のころは冷や汗の連続であった。誰に教えてもらうこともできず、誰に頼ることもできず、毎晩、夜遅くまでドイツ語の産婦人科教科書とにらめっことなった。荻野が竹山病院に赴任する2年前に新潟医専（新潟大学医学部）が創立されたが、荻野は新潟医専の産婦人科に頼らず独学で婦人科疾患を学び、そして臨床の腕を上げていった。

荻野のもとには様々な婦人科疾患の患者が押し寄せてきた。毎日、80人の外来患者を診察し、20人の入院患者を抱え、連日のように手術を行った。荻野の性格は温厚そのものので、患者に接する態度は親切だった。また治療成績も良かったので新潟の人たちの信頼は大きかった。竹山病院には大勢の患者が集まり、やがて新潟医専の産婦人科の医局員も荻野のもとで研修するまでになった。

排卵と月経の謎

多忙な診療を行いながら荻野には心に決めていた研究テーマがあった。それは「排卵と月経」の関係だった。その当時は「排卵と月経」の関係はまったく未知の分野だった。妊娠については、女性の卵子が卵巣から飛び出し卵管に入り、そこで受精して子供ができる——そこまでは解明されていた。しかし女性の排卵がいつ起きるのか分からなかった。女性の排卵時期に関する論争は、17世紀に卵巣に卵子が発見されて以来、諸説が入り交じり、まったく未知の分野、学問的には暗黒の世界であった。

排卵日と月経の関係については多くの学説があった。18世紀までは月経は発情期と同じようなもので、排卵と月経は同時に起こるという考えが支配的であった。多くの動物は発情期に排卵することから、女性の月経も発情期に相当すると考えられた。またウサギは性交の刺激によって排卵することから、女性の排卵も月経とは無関係で、性交の刺激によってなされると主張する学者も多かった。しかし19世紀になると、ドイツで統計的な研究がなされ、月経初日の14日から16日目に排卵が起きる、あるいは月経初日の8日から14日目に排卵が起きるとする学説が出された。このようにたくさんの学説があったが、いずれも確実な証明はなされず、排卵時期に関してはまだ混沌《こんとん》としていた。そしていずれの学説でも「月経や性交などの何らかの刺激によって排卵が起きる」という考えが支配的であった。さらにこれだけ学説があるのだから、月経と排卵日との関連性はないと主張する学者までいた。

荻野はこの混沌とした「排卵と月経の謎」を明らかにしたかった。排卵という人間の誕生につながる基本的問題を解決したかった。子供ができるためには卵子と精子が一緒にならなければいけない。しかし女性の排卵は月に1回である。排卵の時期が分かれば、子供をほしがっている夫婦にとっても、ほしくない夫婦にとってもその価値は大きかった。荻野は日常の診療に追われながら、この排卵と月経の謎を解くことが自分に与えられた使命であるかのように常に頭から離れなかった。

月経カレンダー

大正5年、竹山病院の院長が仲人になり、荻野久作は新潟県小千谷市の大塚幸三郎の四女のトメと結婚することになった。久作34歳、トメ29歳で当時としては晩婚であった。トメは長岡高女を卒業した才女で、久作との結婚以降、荻野家の家事や姑の世話などこまめに働いた。結婚の翌年には長女の常子が誕生し、その2年後には長男の磐《いわお》が生まれ、トメは診療と研究に没頭する久作を支え、荻野家を守ることになった。

荻野はトメとの結婚が決まると、いきなりふたつのことを願い出た。ひとつは月経があった日にはカレンダーに斜線の印をつけてほしいということ、もうひとつは夫婦生活があった日には×印をつけてほしいということである。トメはこの突然の申し出に躊躇したが、久作はトメに対し「世界であなたにしかできない重大な仕事だ」と説得して同意させた。

月経カレンダーを頼まれたのは妻のトメだけではなかった。荻野は自分の患者にも月経と夫婦生活のカレンダーをつけるように頼んでいた。そして看護婦にも同じように月経カレンダーの記入を依頼した。その当時は今以上に性生活は秘め事であり、夫婦生活についてはロに出すのも恥ずかしいことで、夫婦生活を話題にすることは淫乱な夫婦のイメージが持たれがちであった。荻野が多くの患者や看護婦に月経カレンダーをつけてもらえたのは、彼の熱心な研究心、誠実で真面目な人柄があったからである。さらに、それに答えようとする新潟の明るく、そして素朴な土地柄によるものであろう。荻野から月経カレンダーを頼まれると、突然の話に患者は顔を真っ赤にしながらも応じたのである。

荻野は東京帝国大学の出身でありながら威張ることを知らなかった。患者を心配させないように態度は穏やかで、医師というよりも人生の相談役のようであった。診察は丁寧で的確であった。そのため荻野の人気は高く、「久作先生のためなら何でもする」という患者がたくさんいた。

排卵日と月経の学説はいまだ混沌としていたが、1913年、ドイツのシュレーダーが「卵巣の黄体《おうたい》と子宮粘膜に規則的な変化」を見出し、排卵は月経第1日目から起算して14日から16日の3日間に起こるという統計的学説を発表した。当時、このシュレーダー学説が多くの学者の賛同を得ていた。欧米の女性は28日の月経周期が多いことから、シュレーダー学説はいわば欧米では定説になっていた。そしてドイツ医学に追従する日本の医学界もシュレーダー学説を定説として受け入れていた。しかしシュレーダー学説は28日周期の女性には当てはまるが、それ以外の周期の女性には当てはまらないという難点があった。日本の場合は、月経28日周期の女性は半数に満たなかった。月経周期が一定していない女性も多かった。患者の月経カレンダーをみると、農繁期や盆暮れなどで忙しくなると月経周期がずれる傾向にあった。このように月経周期に例外が多すぎる以上、排卵と月経の関係は未解決の問題であり、シュレーダー学説では説明できない部分が多かった。産婦人科医である荻野はこの「月経と排卵との関係」を明らかにするという当初からの研究テーマを変えなかった。女性の排卵日はいつなのか、彼の探求心は日々強くなるばかりであった。

肉眼による卵巣の観察

荻野は女性の排卵期をつきとめるため、開腹手術に際しては必ず卵巣を観察していた。

卵巣は他の臓器と違い、一ヵ月単位で周期的に形態が変化するので、それを肉眼で確認していた。そして排卵の証拠となる黄体の観察を行っていた。卵巣の黄体は卵巣周期によって出没することから、何としても排卵と月経の関係を黄体を手がかりに解明したかった。つまり卵巣の肉眼所見から排卵と月経の関係を解明できると考えていた。荻野の卵巣の観察は一つひとつが緻密であった。そして開腹手術を行うたびに多くの臨床データを蓄積させていった。

女性の卵巣周期について説明すると次のようになる。卵巣は約一ヵ月周期で三段階に変化する。まず卵巣の中で卵子の元となる原始卵胞《らんほう》が発育しながら成熟卵胞になる（卵胞期）。そして膨らみを増した成熟卵胞は卵巣の表面に近づき、成熟卵胞の中の卵子が卵巣からパチンと排卵される（排卵期）。そして排卵後に残された成熟卵胞が黄体へと変化する。黄体は排卵後1日から4日の間に形成され、赤黄色から黄色に変化しながら直径1センチぐらいの大きさになり（黄体期）、妊娠しなければ14日ぐらいで萎縮して消失する。もし妊娠すれば黄体は大きさを増し、胎児が成長するまで黄体ホルモンを出し続ける。この卵巣周期は肉眼で観察することができた。

このように卵巣の形態を観察すれば約一ヵ月の卵巣周期を知ることができ、黄体の有無、形状によっていつ排卵したかが分かった。つまり卵巣に黄体があればそれは排卵後の卵巣で、黄体がなければ排卵前の卵巣ということになる。

病院では毎日のように開腹手術が行われていた。荻野は婦人科疾患の開腹手術だけでなく、大腸癌などの外科的疾患で手術が行われる場合にも手術に参加し、卵巣の状態を観察した。そして黄体のある排卵後の患者と、黄体がみられない排卵前の患者について、次に来る月経が手術から何日目であるかを詳細に記録していった。排卵したばかりの新鮮な黄体が手術時に観察できた患者の月経は、多くは手術後14日目にあったが、遅い場合でも17日目までに月経がみられた。この観察は女性の卵巣周期を知る上で価値の高いものであった。なぜ17日目までに月経がみられるのかは分からなかったが、この観察がその後の荻野学説の基盤をつくることになる。

昼は診察、夜は研究

大正11年2月、荻野は新潟医学専門学校（後の新潟医科大学）の病理学教室で研究を行う決心をした。そのため東京帝国大学の木下正中教授から新潟医学専門学校の病理学教室に紹介状を書いてもらい、病理学教授の川村麟也の部屋を訪ねた。大学で研究を行う場合、研究テーマは担当教授が決めるのが通常である。しかし病理学教室の川村教授は、荻野に何の研究をしたいかと尋ねた。教授は東京帝国大学を卒業した荻野に一目置いていたのだった。

荻野は「排卵と月経の関係」を博士号の研究テーマとひそかに決めていたので、即座に「排卵周期によって卵巣内で変化する黄体を研究テーマにしたい」と申し出た。「研究材料はどうする」と川村教授が訊くと、荻野は「手術した臓器を保存してあります」と答えた。この即答に川村教授は荻野の申し出を受け入れ、教室にある卵巣の標本を自由に使うことを許可した。川村教授はドイツ留学中に脂質の研究を行っていたので卵巣の黄体にも興味があった。荻野は川村教授の指導を受け、大正11年2月から7年間、新潟医科大学病理学教室で病理学の研究を行うことになった。病理学教室で「排卵の時期と黄体、そして子宮粘膜の変化についての組織学的関連性」を探求する研究に取り組んだ。

竹山病院での多忙な診療に追われ、夜は病理学教室で研究するという毎日が始まった。荻野の頭のなかから「排卵と月経の関係」が離れることはなかった。排卵日が分かれば子供に恵まれない夫婦の役に立ち、また子供が多すぎて困っている夫婦にも役に立つ。このような強い信念が彼を支えていた。荻野は竹山病院での仕事を終えると、新潟医大の病理学教室に直行し、夜遅くまで研究に没頭した。この生活は土曜日も日曜日もなく毎日繰り返された。一介の町医者として日々の診療に追われながら、夜は病理学研究室で研究生活を送った。

荻野は教科書だけでなく、ドイツをはじめとした欧米の論文を読みあさった。しかし排卵と月経の関連を解き明かす答えは思い浮かばなかった。「排卵と月経の関係」を博士論文のテーマと決めたものの、それはあまりに大きな謎に包まれていた。妻や患者が持ってくる月経カレンダーを眺めても、月経と排卵には何ら法則性を見出すことはできず、膨大な月経カレンダーを前にしながら、その謎に頭を抱えこむ毎日だった。

発想の転換

妊娠を喜ぶ女性もいたが、その一方では8人以上の子供を身ごもりながら、貧困のため苦悩する女性も多かった。子供は授かりものというものの、もし排卵日が分かれば女性たちは望むときに子供を身ごもることができる。そうなれば女性たちは不妊や多産の苦しみから救われる。この思いが荻野の研究を支えていた。女性の排卵日はいつなのか、この人体の謎を解明することが彼の研究者としての純粋な気持ちだった。しかし研究は行き詰まっていた。月経周期と排卵の関係がつかめなかった。

ある日のことである。以前に子宮筋腫の手術を行った「おハナ」が夫を伴って竹山病院を訪ねてきた。おハナ夫婦は子供を希望しているのに、子宝に恵まれないとしきりに訴えた。荻野はおハナの子宮を調べたが異常はなかった。夫の精子を調べたが問題はなかった。荻野はなぜこの夫妻に子供ができないのか不思議だった。おハナと夫は定期的に性行為を行いながら、子供ができなかったのである。しかし話を聞いているうちに、おハナは妙なことを言い出した。「いつも月経が始まる2週間前に腹痛があるので、腹痛のある日は、お腹にさわると思い性行為を拒んできた」ということであった。この言葉に荻野ははっと気がついた。その腹痛とは排卵時に感じる排卵痛であろう。そうであれば排卵時に性行為を拒めば子供ができないのは当然のことだった。おハナ夫婦に「お腹が痛いときに性交渉を行えば子供ができる」と教えると、翌月、おハナは見事に妊娠した。

そのときおハナが言った「月経が始まる2週間前に必ず腹痛がある」という言葉が久作の頭から離れなかった。このおハナの言葉を聞き逃さなかったことが荻野学説誕生のきっかけとなった。これまでの「排卵と月経」に関する学説のすべては、最終月経から次の排卵日を求めるものだった。だから迷路に迷い込んでいたのである。

月経から次の排卵日を求めるこれまでの学説は間違いで、本当は逆ではないだろうか。月経は排卵の結果であり、排卵日が月経日を決定しているのではないだろうか。つまり「月経があって排卵があるのではなく、排卵があって、その結果として月経がある」という発想にたどりついた。この発想の逆転はまさに「コロンブスの卵」だった。荻野はこの学説が本当かどうか、過去のデータを調べ直すことにした。まずドイツの産婦人科学会誌にツィルデバーンが書いた「月経と排卵痛」を記載した論文を思い出し、書斎に埋もれたその論文を探し出すと徹夜で調べ直した。

ツィルデバーンの論文には、ある女性の月経と排卵痛の日が、1917(大正6)年から1年8ヵ月にわたり記載されていた。その女性の月経の周期は29日前後が多かったが、24日から36日と一定していなかった。そのため月経から次の排卵日を求める従来の方法では、排卵日は月経が始まってから14日から22日目とばらつきがあった。これまで信じられていたドイツのシュレーダー学説では、この女性の月経と排卵日の間に法則性は見出せなかった。しかし排卵痛の次に来る月経から逆算して計算してみると、排卵痛は次回月経前の12日から16日の間に集中していた。排卵痛から次の月経までの期間は、月経周期の長短に関係なくほぼ同じだった。おハナが言っていた「月経の2週間前に腹痛がある」という言葉が正しかったのである。

ついに排卵時期を発見

排卵痛を訴える女性はそれほど多くない。おハナやドイツの女性に当てはまっても、すべての女性に当てはまるとはかぎらない。次回の月経が排卵時期を決定するという結論を出すにはまだ早かった。荻野の推論が正しいかどうかの検証が必要だった。

荻野は65例の開腹手術で子宮内膜、卵巣、黄体を観察しており、詳細な記録を残していた。そして手術後何日目に月経が来たのかを記録していた。黄体の状態と月経との関連を調べてみると、例外なく月経前の12日から16日に排卵日が集中していた。このことは排卵は次の月経と密接な関係をもつが、月経が次の排卵を決定することはないことを示していた。

また患者に書いてもらった月経カレンダーの膨大なデータを調べてみると、月経カレンダーは荻野の考えを裏付けていた。そこで彼は「排卵は次の月経予定日から逆算して、12日から16日前の5日間に起きる」とする新説を唱えたのである。多くの学者が「月経から何日目に排卵がくるか」で争っている時に、不妊患者おハナの言葉をヒントに、「排卵日を次の月経から逆にさかのぼる」という天才的な発想であった。

ついに荻野久作は世界で初めて排卵時期を発見した。女性の月経周期がまちまちなのは、排卵から次の月経までの期間（黄体期）は一定しているが、卵胞が大きくなって卵巣から排卵するまでの期間（排卵期）が一定していないことが原因であった。だから月経を起点に排卵の日を計算する方法では、一定しない排卵期を算出することになり混乱を生じていたのだった。

排卵後に黄体ホルモンによって子宮の粘膜は柔らかくなり、受精卵が着床しやすい状態になる。そして受精しなかった場合に、黄体ホルモンの低下により子宮内膜がはがれ血液となって体外に排泄される。これが月経の本態であった。だから月経から排卵日を求めるのは大きな間違いであった。月経は妊娠しなかったための結果であった。荻野久作はついに女性の神秘の謎を解いたのである。

さらに荻野は自説が正しいことを証明するために妻に頭を下げた。予想される排卵日を避けて性交し、妊娠しないことを確認する。次に、予想される排卵日に性交して妊娠する。この人体実験を妻に頼んだのである。妻のトメは、子供は天からの賜りものだから、意図的に子供をつくるような実験に最初は応じなかった。しかし久作の学問的熱意に負け、しぶしぶ応じることになった。そして荻野の学説どおり1年後に妊娠した。大正13年9月に次男の荻野博が誕生し、次男は荻野学説を証明する子供となった。

荻野はこれまでの成果を2つの論文として同時に完成させた。「人類黄体の研究」を大正12年に『北越医学会雑誌』第38巻第1号に発表。「人類の黄体の発生について」は『日本病理学会雑誌』の同年2月号に掲載された。黄体発生機序について書かれた論文であるが、そのなかで「月経は排卵によって起きる」という新しい知見を示していた。

大正13年、荻野久作は東京帝国大学に主論文「人類黄体の研究」を提出し、同大学から医学博士号を取得した。この博士論文の審査に関し、担当教授はこれまでの学説とはまったく異なっている論文に対し、学位授与を思いとどまるように周囲から忠告を受けたほどである。

そして同年、この基礎研究をさらに発展させた論文が「排卵の時期、黄体と子宮粘膜の周期的変化との関係、子宮粘膜の周期的変化の周期及び受胎日について」という長い題名で『日本婦人科学会雑誌』第19巻第6号に掲載された。この論文で、「婦人の排卵期、つまり婦人の受胎期は、月経の長短にかかわらず、次に来る月経の12日から16日前までの5日間である」ことを証明した。

それは竹山病院の118例の症例を検討しての論文であった。この論文のなかに、ひとりの女性の月経記録が記載されていた。実名は伏せられ37歳の女性と紹介されていたが、その記録は自説を証明するための妻との12ヵ月におよぶ人体実験のデータであった。月経は斜線、性交日は×で示されていた。はじめの10ヵ月は排卵予定日とずらした日に性交し、そして11ヵ月目は排卵予定日に一回だけ性交するという実験であった。そして最後の×印のあとに月経が停止し、見事に妊娠したのである。

荻野学説が認められる

この論文が、「排卵と月経の関連性」を明らかにした荻野学説の最初の論文となった。それまでの産婦人科医の常識は「月経があって排卵が起きる」というドイツ学説によるものであった。しかし荻野学説はドイツ学説を完全に否定する「排卵があって月経が来る」という考えであった。排卵と月経のメカニズムを、次回の月経に結びつけるという偉大な発想であった。荻野は人間の原点ともいえる排卵時期を発見したのだった。

論文発表の翌年、名古屋で行われた第23回日本産婦人科学会総会で、荻野久作の論文が産婦人科学会の懸賞論文に当選した。学会会場にいた荻野はまさか自分の論文が当選するとは思っていなかった。あまりの名誉に驚き、会場を飛び出し鶴舞公園をとめどなく歩き回った。

懸賞論文は『日本婦人科学会雑誌』に発表された最も優れた論文を年に一編だけ選び、懸賞金を与える制度である。この懸賞論文の制度は、日本産婦人科学会を創立した荻野の恩師である木下正中東大教授が設けたものであり、すでに木下教授は退官していたが500円を学会に寄付をしてつくられたものである。荻野には金メダルと賞金200円が渡された。

懸賞論文は学会評議員によって決められるが、荻野の論文を当選させるかどうかで収拾がつかないほどもめた。それまでの懸賞当選論文は動物実験ばかりで、臨床研究から大きな発見がなされた論文はなかった。また「月経や性行為が排卵の誘発となる」というこれまでの常識が、荻野の学説では婦人の排卵には誘発というものはなくなってしまう。また、「月経とは排卵後に形成される黄体に由来する黄体ホルモンの分泌量低下に伴って起きる出血」となる。このことはそれまでの学説とはまったく違っていた。荻野の論文はあまりに画期的すぎて、評議員たちは世界で初めて排卵期を発見したこの学問的価値を判断できなかった。しかも大学教授や助教授の論文ではなく、田舎の民間病院の医師の論文である。「田舎の医者に何がわかる」という偏見が強かった。荻野学説が間違っていたら当選させた評議員に責任がおよぶ。このような意見が出され当選論文とすることに反対する委員が多くいた。しかし会長のとりなしで荻野の論文は当選となった。そして彼の当選論文は英訳された。

ドイツ留学と海外での支持

この論文を発表した後、反対説も多く出たが、荻野学説は比較的容易に日本の医学界で受け入れられた。しかし彼は荻野学説の真価を世界に問いたいと考え、昭和4年8月、ドイツに1年間留学することを決意した。荻野はドイツ語の読み書きはできたが、ドイツ語はしゃべれず、英語もしゃべれなかった。紹介状も持たず、「ドクトール・オギノ」の名刺を持って婦人科で有名な大学を訪ねてまわるという無謀な留学であった。それでもベルリン大学の産婦人科教室では、手術やお産の見学をさせてもらった。言葉は分からなくても、手術やお産は見れば分かるので勉強になった。そして持参した論文をベルリン大学に提出し、ドイツの『婦人科中央雑誌』に「排卵日と受胎日」と題する論文を発表した。そして「婦人の受胎期は月経周期の長短にかかわらず、次回月経前12日から19日の8日間である」とする論文は世界の常識をひっくりかえすものであった。

次の月経から排卵日を逆算する荻野学説は、学者たちから多くの批判を受けながらも世界的に大きな反響を生んだ。彼がドイツの『婦人科中央雑誌』第22巻第2号（1930年）に提出した「排卵日と受胎時期」の論文は、⑴受胎時期は次に来るべき月経前の12から19日目の8日間である。⑵次の月経前の20から24日目の間では受胎は可能であるがまれである。⑶次の月経前の1から11日目の間では受胎は不可能である。このような結語であった。

これまでの考えとは逆である荻野学説に反論が出るのは当然であった。荻野学説の真偽を問う議論が白熱する中、荻野学説の追試が始められた。第24回ドイツ婦人科学会総会でアルブレヒト教授は「ドイツ女性1033例中、荻野学説に当てはまるもの1000例、当てはまらないもの33例」との成績を発表し、荻野学説を支持した。他にも多くの産婦人科医が追試して荻野学説の正しさを証明した。また実験結果も次々に荻野学説を支持していった。

海外に広まるオギノ式

昭和5年7月、荻野久作が帰国するとスイスの国際連盟から手紙がきていた。その内容は、オランダのスマイダー医師から荻野の論文をオランダの医学雑誌に転載してよいかどうかの照会であった。荻野が許可すると、スマイダー医師はオランダの医学雑誌に荻野久作の論文を転載するとともに、「この荻野学説は周期的禁欲法として避妊に応用できる」と宣伝文を挿入したのだった。さらに「オギノ式避妊法はキリスト教徒に対する救いの手である」という文章で賞賛した。スマイダー医師はカトリックの医師で、それまでの周期的禁欲法があてにならないことを知っていた。そこでオギノ式なら絶対に大丈夫だと紹介したのだった。これによってオギノ式避妊法が脚光を浴び、荻野久作の知名度は海外で加速度的に高まっていった。特にキリスト教徒の間ではオギノ式避妊法が大反響で迎えられた。

キリスト教徒たちは避妊具の使用は禁じられていて、夫婦であっても子供をほしがらない夫婦、あるいはこれ以上子供をほしくない夫婦は、生涯にわたり夫婦間の性行為はできないという難問に直面していた。オギノ式避妊法は1、2年の間に世界中のカトリック信者の間で広まっていった。「避妊暦」が市販され、カトリック信者以外の人々の間でも流行することになった。そして大流行とともに、オギノ式を避妊法として用いることがキリスト教の教義に反するかどうかの大論争が始まった。

子供をほしがる夫婦のための受胎法であった荻野学説が、その本来の目的をはずれ、いつのまにか避妊法として一人歩きしていった。荻野学説はもともと妊娠を希望する夫婦が、妊娠しやすい排卵日を知って妊娠に役立てるためのものであった。しかし逆に、妊娠したくない人にとっては妊娠せずにすむ避妊法と受け取られ、このことから新潟の荻野久作は世界のドクター・オギノになった。その後、この欧米の反響が日本に逆輸入され、荻野は日本でも有名となった。

国内でも有名に

日本国内では荻野久作の新しい学説は産婦人科医の間では有名であったが、一般人の間では知る人は少なかった。最初に荻野学説を一般人に紹介したのは、昭和2年の『主婦の友』12月号である。「誰にでもわかる、妊娠する日と妊娠せぬ日の判別法」という記事であった。この文章は医師の赤谷幸蔵が書いたもので、荻野学説に基づいた妊娠暦の紹介であった。つまり荻野学説によって受胎期が算定できることから、受胎調節が可能とした。しかしこの時期には受胎調節法であるオギノ式避妊法はまだ一般には浸透していなかった。

新潟の民間病院の勤務医だった荻野の学説が注目されるようになったのは欧米からの逆輸入によってである。昭和8年に雑誌『産科と婦人科』が創刊され、その第1号に荻野学説が紹介され、徐々に荻野久作の名前が日本でも浸透するようになった。当時は昭和不況下で、子だくさんに悩む人たちが多かった。そのような人たちの間でオギノ式避妊法が迎え入れられた。しかし戦争が激しくなると「産めよ増やせよ」の富国強兵の国策に沿った受胎法として紹介されることになる。戦争時代は避妊法を語るのは禁句という雰囲気があった。避妊を口にすることは国賊と言われてもおかしくはなかった。荻野自身も避妊法と受け取られるのは迷惑で、むしろ子供をほしがっている夫婦に役立つ学説であると主張した。しかし婦人雑誌は競ってオギノ式の計算器を付録に付けて宣伝した。うまく妊娠する方法と紹介されていたが、もちろん読者はその裏に隠れた避妊法としての荻野学説を応用していた。

戦後になると人口増加と食糧難から産児調節が叫ばれ、オギノ式避妊法が広まってゆくことになる。小中学生でも荻野久作の名前を知るようになった。オギノ式避妊法は世界の家庭で一般に用いられる避妊法となった。子供を産むため、あるいは産まないために、世界の半数以上の人々がオギノ式避妊法を利用した。

戦後、アメリカの医師が世界的に有名な荻野久作を訪ねてきたが、あれほど有名な学者がこんな質素な病院で働いていることを知り驚いたという逸話が残されている。

ヴァティカン公認の避妊法

オギノ式避妊法が世界的に有名になったのはスマイダー医師の宣伝がきっかけであったが、オギノ式避妊法がキリスト教の教義に反するかどうかの議論は決着がつかないままであった。非公式にはヴァティカンはオギノ式避妊法を認めていたが、オギノ式避妊法に賛成する信者もいれば、反対する信者もいた。キリスト教はそれまで堕胎はもちろんのこと、避妊さえも公式に認めていなかった。性行為は子供をつくることが目的であって避妊は堅く禁じられていた。妊娠中の性行為、不妊症夫婦の性行為、性器以外を用いた性行為、このような妊娠に結びつかない性行為の是非が議論されていた。旧約聖書では、オナニー、膣外射精でさえも罪とされ、オナンが神に罰せられたと書かれている。しかし時代の流れのなかで、キリスト教がそれまで罪悪視してきた避妊を認めるべきではないかとの議論が盛り上がってきた。妊娠に結びつかない性行為を宗教的にどう扱うかが議論されるようになった。

そして一九六八（昭和43）年、キリスト教の歴史のなかで初めて避妊を認めるか否かの会議が行われた。避妊についての諮問委員会が開催され、世界中の神学者や医師が集まり議論がなされた。諮問委員会の意見は避妊容認に傾いていた。そして最後の決断がローマ法王パウロ六世に求められた。カトリックの長い歴史のなかで、初めてピルやコンドームを認めるかどうか、世界の7億人近いカトリック教徒が法王の決断に注目した。ちょうどその当時は、フリーセックスなどの言葉が流行し、世界的に性道徳が乱れていた時代であった。この時流にローマ法王が妥協するか、あるいはこの流れに釘《くぎ》を刺すのか、世界中が注目していた。

パウロ六世はこの難題を前に苦悩していた。そして法王は「自然なる性の力を人工的に阻むことは、神の意志に反する」として、直接に受胎を妨げるピルやコンドームなどの使用を罪として退けた。しかし一切の器具や薬品を使用しない、禁欲と月経周期を考慮したオギノ式のみは除外するとしたのである。オギノ式だけを唯一の避妊法として認めたのだった。パウロ六世は荻野学説を「神の思し召しの学説」として全世界のカトリック教徒に公表した。「器具や薬品を用いず、神の定めた人間の身体の法則に従うことは、決して神意に反しない。もし神がこれを嫌うならば、神は何故人間に不妊期を与えたのだろうか」。このパウロ六世の発言によりオギノ式避妊法はヴァティカンが公認した避妊法として世界中の脚光を浴びることになった。神様でさえ解決できなかった問題をドクター・オギノが解決したと世界中が騒ぎ出した。

オギノ式乱用者に告ぐ

オギノ式避妊法は世界的に有名になったが、荻野が発見したのは「月経と排卵の関係」であり、それを応用したオギノ式避妊法は彼にとって不本意のことであった。荻野学説は子供がほしい人にとっての受胎法であり、あるいは多産による貧困を避けるもので、通常の避妊を目的とするものではなかった。しかしその考えとは反対に、オギノ式避妊法が世界的に普及し、多くの避妊法のなかで唯一カトリックが認める避妊法となった。仏教徒である荻野は宗教的論争には関心はなかった。にもかかわらずオギノ式避妊法はオギノ式受胎法をしのぐ勢いで世界中に広まっていった。荻野は昭和39年の『文藝春秋』1月号に「オギノ式乱用者に告ぐ」という題の文章を書き、オギノ式に従うかぎり

1日といえども安全日はない、どうしても子供がほしくなかったら、オギノ式避妊法の乱用はやめなさいと述べている。

オギノ式避妊法は月経から排卵日を想定して禁欲する方法であるが、避妊法としては失敗例が多かった。次の月経を基準に不妊期をはじき出すため、月経周期がずれれば失敗につながった。月経周期が安定している日本の女性は2割程度と意外に少なかった。今度の月経は何日ごろだからその前の10日間は子供ができないだろう、また月経前後1週間は妊娠しない、といったいい加減な方法が用いられた。あまりに多くの人たちがきちんと計算をしないで、「今日は安全日」「1回ぐらいは大丈夫だろう」などと曖昧な言葉を口にしながら利用した。そのため失敗例が多く、荻野自身も「失敗率100%」というほどであった。月経が順調な女性でも次の月経を決めるのは難しいことで、どうしても子供をほしくない夫婦にとってはオギノ式避妊法の乱用は危険であった。

オギノ式避妊法は月経周期を6回以上記録し、もっとも長い周期と、もっとも短い周期を見つけ、それをこれからの予定月経日とする。それに精子の生存期間を3日、卵子の生存期間を2日と想定し、さらに安全のため2日を加え、安全日をカレンダーにマークするという面倒なものであった。またオギノ式は次の月経を基準とするため、月経不順な女性にとっては一日といえども安全な日はなかった。このように計算が面倒で、月経周期が不順な女性には適さないことから、オギノ式避妊法を用いて思わぬ子供を身ごもった例が多かった。成人のほとんどはオギノ式避妊法の名前を知っていたが、その正確な計算法を知らなかった。またいざというときのために、月経周期を6回以上記録して準備している女性は皆無に等しかった。オギノ式避妊法は性感を害せず、無害で、費用もかからず、失敗しても胎児に影響を与えないという利点があるが、失敗例も多かった。荻野学説は正しかったが避妊法としての応用は難しいといえた。

避妊法のリスク

とはいえ、その後もオギノ式避妊法は世界中に広まっていった。特に信心深い夫妻たちにとって大きな福音となった。世界中の厳格なカトリック信者たちにとっては、今でも、「法王が認めた避妊法」としてオギノ式避妊法だけが用いられている。

現在、排卵期と月経との関連性についての荻野学説はすでに定説となっている。昭和20年頃、アメリカのリューペンスタインは「排卵日には女性の体温が0.3から0.5度下がる」ことを発見し、これが後に基礎体温法として避妊に応用されたが、基礎体温法によっても荻野学説の正しいことが証明された。荻野学説は欧米の教科書にも記載され、単なる学説ではなく人体の生理的真実の発見として評価されている。またこれほど一般庶民の生活に密着した学説も珍しいものである。

昭和40年の国立社会保障人口問題研究所のデータによると、日本人の避妊法の約6割がコンドームで、約4割がオギノ式であった。このようにオギノ式避妊法は多くの日本人に用いられていた。現在、日本では約8割がコンドーム、欧米ではピルに取って代わられオギノ式は1割前後で、以前ほど用いられていない。しかし今日でも、安全日はオギノ式、危険日はコンドームというように2つを組み合わせて用いるカップルが多いのが現状である。妊娠しやすい時期を避けて性交するオギノ式避妊法は薬剤や器具を用いないため安価で安全であるが、いい加減な計算による失敗例が多かった。

昭和50年ごろから基礎体温法による避妊法が一般に広まってきた。基礎体温法はオギノ式と同じ周期避妊法であるが、朝、目を覚ました直後、身体を動かす前に婦人体温計を口の中に入れ体温を測る方法で、面倒で煩わしいという難点があった。さらに基礎体温法は禁欲期間が長いこともありオギノ式よりも普及していない。

なお、オギノ式や基礎体温法できちんと避妊しても、女性が1年間で妊娠するのは

100人中約15から20件、コンドームでも12件、ピルを用いても約3から7件とされている。

驚異的業績の数々

荻野が女性の神秘を真正面から研究し、「排卵と月経の関係」を解明したことは、人間の身体の謎のひとつを解き明かすものであった。誰も解明しえなかった人間の永遠の真理のひとつを解明したのだった。しかも特記すべきは、彼の研究成果は新潟医大病理学教室という研究の場はあったものの、そのほとんどが日常診療からヒントを得たものであったことだ。開腹手術時の卵巣の観察、排卵痛を訴える患者の言葉を見逃さなかったこと、妻をはじめとして看護婦や患者の月経カレンダー、このように日常診療における観察の積み重ねが大きな成果をもたらした。荻野久作は158センチの小柄な身体であったが、その身体には診療と研究を両立させる大きなエネルギーと情熱が隠されていた。

荻野久作は荻野学説で有名になったが、ほかにも多くの業績を残している。京都大学の岡林秀一教授が開発した子宮頚部《けいぶ》癌の手術法に独創的な改良を加え、「岡林術式荻野変法」という合理的で根治率の高い子宮頸部癌の術式を開発し普及させた。この手術法は現在の子宮癌治療の基礎をつくったとされ一般には荻野術式と呼ばれているが、あくまでも岡林術式荻野変法として発表したことは彼の謙虚さを象徴している。

大正10年から昭和26年までに行った子宮癌の手術件数は674件で、患者の5年生存率は61・1％であった。当時としてはこの治癒率は驚異的成績であった。荻野は手術をした患者の術後の経過を年単位ですべて記録していた。消息不明の患者がいると、本籍や現住所の役所に出向いて患者の予後を調べた。このように彼の研究は緻密でデータは正確であった。そして荻野久作の子宮癌の手術件数、治癒した患者数は世界一というのが医学界での定説となった。市中の多忙な開業医の仕事のなかで現在の子宮癌手術の基礎を築き上げ、さらに58におよぶ論文を書いたことも驚異的な業績である。

偉大な真の臨床医

荻野は竹山病院の勤務医として60年以上にわたり、生涯に25万人の患者を診察し、約7000人の患者を手術した。新潟市の人口は40万人であることを考えると驚くべき数値である。彼は無口であったが、温厚で優しい診察態度は多くの患者の共感を得ていた。

新潟市民にとって荻野久作は新潟の誇りであり、頼りになる存在だった。産婦人科医として、日曜でも夜中でも急患があれば病院に駆けつけた。昼は町医者として働き、夜は研究者として勉学に励み、学問と診療一筋の半生であった。そしておハナさんの排卵痛の言葉を聞き逃さなかったことからも分かるように、患者の話をよく聞き、患者を注意深く観察し、両手で診察し、そして患者の病態を考えたことが臨床医として尊敬すべきところであった。

この臨床に対する鋭い観察力が偉大な荻野学説に結びついたのである。臨床経験から荻野学説をつくり上げた荻野久作は、その意味では本当の臨床家であった。現在のように、コンピュータの画面ばかりを見ている医師は、この臨床医としての荻野久作の診療に対する基本的姿勢を是非とも学んでほしいものである。

そして臨床ばかりでなく、真理を追求する科学者としても荻野は鋭い情熱を合わせ持っていた。学問の常識に流されることなく、常に真理を求めていた。医師として、あるいは学者としての価値観が他の人物とは違っていた。出世は眼中になく各大学からの教授就任依頼、大病院からの引き抜きをすべて断った。名声を顧みず、町医者を自認し、聴診器とメスで新潟市民の健康のために尽くした。お金や名誉にはまったく無頓着で、名誉よりも新潟市民を愛し、患者が回復することを喜び、生まれた赤ちゃんの泣き声を聞くことを何よりの楽しみとしていた。

昭和26年、荻野久作は新潟市名誉市民の称号を受けた。昭和30年に世界不妊学会名誉会長となり、昭和41年には勲二等の旭日重光賞を受賞した。勲二等の旭日重光賞を受賞したのは荻野学説による人口問題への貢献がその理由であったが、朝日新聞は「法王が認めた避妊法」との見出しを掲げて荻野久作の業績を説明した。荻野があまりに有名になったため、新潟大学の産婦人科教授になる人がいないといわれたほどであった。多くの講演の依頼があったが、竹山病院の診察を優先し、そのほとんどを断った。荻野は新潟の産婦人科医として一人ひとりの患者を大切にしていた。人間そのものが偉大だった。昭和11年から昭和32年まで竹山病院の院長を務めたが、院長の職を辞してからも同病院の婦人科の医局員として勤務し、80歳を過ぎても手術を行った。90歳まで診察を続け、メスは持たなかったが手術の見学を唯一の楽しみとしていた。新潟の人々にとって診察一筋の荻野久作は偉大な臨床医であった。

昭和50年1月1日、荻野久作は新潟市寄居町の自邸で老衰によりその生涯を安らかに終えた。除夜の鐘の音に耳を傾け、静かに雪の降り積もるなか、眠るように息を引き取った。明治15年生まれの92歳、それは長寿をまっとうした大往生であった。1月15日の葬儀は新潟市と竹山病院の合同葬として行われた。葬儀の日は汚れたものを全部包み隠すような大雪だった。電車も飛行機も止まるほどの大雪であったが、多くの市民はオーバーを脱ぎ、荻野久作の好きだった「蛍の光」を歌い、別れを惜しんだ。

荻野久作が亡くなった時、地元の新聞は佐藤総理よりノーベル賞にふさわしい人物と書いた。たしかに彼はノーベル賞にふさわしい人物であった。それは学者としての業績だけでなく、新潟の片隅で何万人もの患者のために力を尽くした医師としてふさわしい人物であったと回想される。

荻野久作は新潟市寄居町に住み、自宅前の市道「寄居通り」を60年近く毎日のように竹山病院に通っていた。昭和50年3月29日、荻野久作の功績を称え「寄居通り」は「オギノ通り」と名称が変えられた。また平成14年には、荻野の自宅跡にオギノ公園が完成した。

緑と花があふれ、せせらぎの流れるオギノ公園には、椅子に座りタバコを楽しみながらバラを眺めている荻野久作博士の銅像が建てられている。彼の慈愛に満ちた優しい人柄をその銅像からしのぶことができる。オギノ公園には荻野久作が愛したバラが数多くの花を咲かせ、新潟市民の憩いの場所となっている。世界的な学者でありながら名誉を欲せず、新潟市民のために尽くした荻野久作、その名前は永遠に新潟の地に残ることになった。

富山のシュヴァイツァー

萩野 昇

イタイイタイ病の原因を究明し患者救済へ

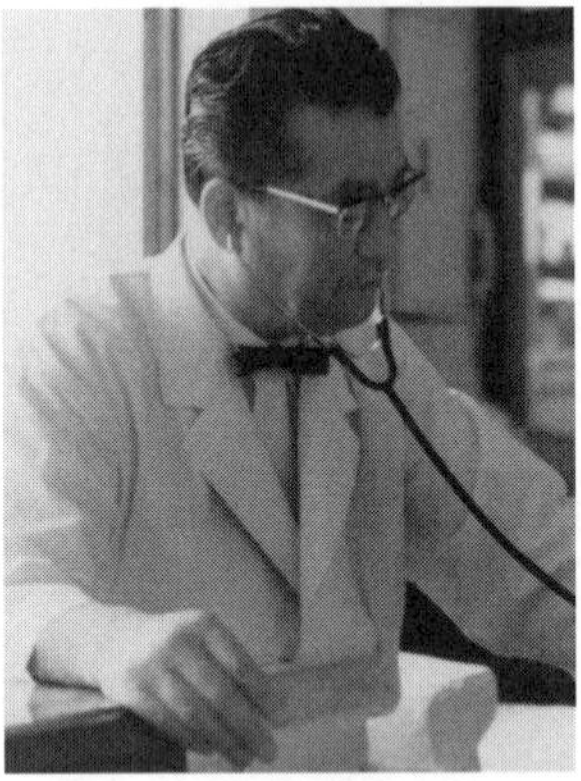

萩野《はぎの》 昇《のぼる》（一九一五〜一九九〇）

富山県の奇病「イタイイタイ病」を発見。患者の悲痛な叫びを聞きながら孤独のなかで原因解明に人生を捧げた。イタイイタイ病を神岡鉱業所の廃水が原因と発表した彼の研究は、田舎医師の売名行為と白眼視され、医学界からも地元住民からも非難された。四面楚歌のなか、アメリカで研究データが認められ、一転して萩野昇の学説が正しいことが証明された。イタイイタイ病は日本で初めて公害病に認定され、それまでの産業優先の国政を環境優先の国政へと大きな転換をもたらした。

富山平野の中央部を流れる神通川は昔から「神が通る川」として地元の人たちから崇《あが》められていた。住民たちは神通川のサケやアユを食べ、神通川の水を農業用水として利用し、また水道が普及するまでは生活用水として喉をうるおしていた。北アルプスから流れ下るこの神通川が、いつしか「毒の通る川」に変わっていたのだった。イタイイタイ病はこの神通川上流にある神岡鉱山から排出されたカドミウムによって引き起こされた公害病であった。

イバラの道を進んだ医師

このイタイイタイ病を発見し、原因を解明したのが地元の開業医、萩野昇である。イタイイタイ病の原因は神岡鉱山から排出されたカドミウムであったが、この原因解明までの道のりは平坦ではなかった。それは険しいイバラの道に等しかった。「田舎の開業医に何が分かる」という医学界の冷たい視線を浴びながら、萩野昇は自説の正しさを、それこそ血みどろになって証明したのだった。真実を真実として学問的に追求し、そして逆境の中でイタイイタイ病の原因を突き止めたのである。萩野は身を切られるような激痛に苦しむ患者を哀れみ、その想像を絶する苦しみを自らの肌で感じ、そして何よりも患者を救いたいという使命感を持っていた。萩野に私心はなかった。目の前の悲惨な患者を助けたい、「痛い、痛い」と叫びながら死んでいった罪のない患者の無念にむくいたい、医師としてのこの純粋な気持が病因解明の原動力となっていた。

大正4年に生まれた萩野昇は、旧制金沢医科大学を昭和15年に卒業すると、研究生として病理学を専攻した。しかし研究する間もなく軍医として徴兵され、病理学教室に籍を残したまま7年間、戦地の野戦病院で傷病兵の治療に当たった。そして中国大陸で終戦を迎えると、昭和21年3月21日、7年ぶりに故郷の富山県へ帰ってきた。

終戦当時の日本は、都市部のほとんどが空襲によって焼け野原となっていた。人々は栄養不足に陥り、シラミまみれのボロボロに汚れた服を着ていた。それは富山市も例外ではなかった。富山駅に着いた萩野は、かつて賑やかだった街並みが瓦礫《がれき》となり、まばらに建つ粗末なバラックに愕然《がくぜん》となった。それは7年前に歓声とともに送られた富山市の光景ではなかった。変わりはてた街並み、生気を失った人々の疲れ切った表情、崩れ落ちた建物を見ながら、萩野は富山市から6キロ離れた婦負《ねい》郡婦中町《ふちゅうまち》(熊野の里)の生家へと足を速めた。富山の市街地から遠ざかるにつれて、記憶に残る懐かしい古里の風景がしだいに見えてきた。

昔のままの有沢橋を渡りながら神通川を眺めると、神通川は水面をきらめかせて清らかに流れていた。遠くに見える剣岳《つるぎだけ》、立山《たてやま》、薬師岳などの北アルプス連峰も子供のころと同じだった。生家のある婦負郡婦中町は豊かな穀倉地帯で、幸いなことに空爆をまぬがれていた。水田に点在する農家、昔からの樹木などの懐かしい風景は7年前の記憶のままだった。

戦地で働いている間、萩野は家族とは音信が途絶えていた。そのため家族は萩野の無事を知らず、また家族の無事も萩野は知らずにいた。はたして無事だろうか、萩野はせく気持ちを抑えながら生家の門をくぐると、皆は昇の元気な姿を見て驚き、喜びの表情で迎え入れた。死んだと思っていた昇が無事に帰ってきた。その驚きと喜びは無理もないことだった。互いに涙を流しながら無事を喜び合った。

病院を継ぐ

萩野家は代々医師の家系である。初代は富山藩前田侯のお抱え医師で、昇の父は高松宮家の侍従医《じじゅうい》を務め、その後に萩野病院の院長として働いていた。萩野家は広大な土地を持ち、病院を経営するかたわら200人の小作人を持つ地主でもあった。このように萩野家のかつての暮らしは裕福だった。萩野は故郷に帰ったら、母校の金沢医大で病理学の研究をしたいと考えていた。しかし病院長であった父親が戦争中に亡くなり、多額の財産税や相続税をとられ、萩野家はその日の食料も買えないほど生活に困っていた。萩野家は名家であったが、戦争によって落ちぶれていた。生活費がなく子供たちの学費も出せない状態であった。萩野は年老いた母や幼い弟たちを養わなければならない立場になった。そのため金沢医大での研究をあきらめ、父親の後を継いで、翌日から萩野病院の四代目院長として診療に当たることになった。萩野病院に若い跡継ぎの先生が戻ってきたことから多くの患者が押し掛けてきた。

イタイイタイ病と出会う

萩野が整形外科医として父の白衣を着て診察を始めると、すぐにある奇妙な病気に気づくことになる。それは神経や骨の激しい痛みを訴える病気であった。彼は7年間、軍医として多くの神経痛の患者を診察してきたが、これほど激しい痛みを訴える患者を診察したことはなかった。しかも痛みは慢性進行性で、痛みが始まると数年後には患者はかならず多発性の骨折をきたした。この多発性骨折をきたす病気は何だろうか、まったく見当がつかなかった。同じ症状を訴える患者が次々に萩野病院に押し掛けてきた。骨折の痛みに悲鳴を上げながら患者は診察を受けにきた。どの患者も「痛い、痛い」と悲痛な痛みを切なく訴えた。萩野はレントゲン写真をみて驚いた。身体中の骨は枯れ枝のようであった。痛みの訴えの切実さが理解できた。「痛い、痛い」と泣き叫ぶ患者の様子から、看護婦はこの悲惨な患者を「イタイイタイさん」と呼んでいた。そして萩野病院ではいつしかこの病気を「イタイイタイ病」と自然に呼ぶようになった。

イタイイタイ病の初期症状は軽度で、農繁期や過労が続いたあとに、手や腰に痛みが出る程度だった。また入浴や休養によって回復することから、最初は農作業による単なる過労と軽く受け止められていた。この初期症状の患者は診察しても外見上の異常は見られない。しかし痛みはしだいに強くなり、大腿部《だいたいぶ》、背部《はいぶ》などに神経痛に似た、切られるような鋭い痛みが走り、骨のレントゲンでは骨粗鬆症《こつそしょうしょう》の所見が見られた。痛みは年単位で悪化し、患者は全身に痛みを訴え、歩く際には大腿部の痛みをかばうため、アヒルのような格好で歩くようになった。そして痛みのため仕事や家事ができなくなり、数年後には骨折をきたし、激しい痛みから歩行も困難となった。骨は薄くもろくなり、身体を動かしただけで、また医師が細い腕の脈をとるだけで、あるいは咳《せき》をしただけで容易に骨折を引き起こした。患者は多発性の骨折のため、昼夜を問わず「痛い、痛い」と訴えるようになった。なかには全身72ヵ所に骨折をきたした患者がいた。また脊椎《せきつい》の圧迫骨折のため30センチも背が縮み、まるで子供に戻ったように小さくなった患者も多かった。患者たちは何ら治療法のないまま、苦しみのなかで寝たきりになっていった。この病魔におかされた患者は、あまりの痛さから、また精神的苦悩から自殺に至った者もいた。

イタイイタイ病の患者のほとんどが40歳を過ぎた中年以上の女性で、子供の患者はみられず、男性患者はまれであった。更年期の主婦、しかも子供を多く産んだ経産婦がほとんどであった。中年女性に発症することから、イタイイタイ病を抱えた家庭は、家事を支える主婦を失ったのと同じ状態に陥った。病魔に襲われた主婦は農作業はできず、家事もできず、家計は苦しくなった。当時は医療保険のない時代である。医療費はかさみ家族全体が貧困による生活苦から抜け出せずにいた。また中期症状として恥骨の痛みがあり、股を開くことができず、排便も困難になり、夫婦生活はもちろん不可能となった。

夫はいっこうに治らない妻を介護しながら、妻の代わりに子供の世話、家事をしなければならなかった。このような家庭にあって夫はしだいに酒に溺れ、家庭そのものが崩壊していった。病名も分からず、治るあてもなく、家庭を絶望のどん底に突き落としたこの病気を、家族はまるで呪われた病気であるかのように業病《ごうびょう》ととらえていた。業病とは前世の因縁によって発症する宿命的病気を意味しており、このため家族は病人の存在を他人に知られることを恐れ、病人を周囲から隠そうとした。

萩野病院には同じような症状を訴える患者が押し掛け、外来患者の7割を占めるまでになった。それでも歩いて受診できる患者はまだよい方で、歩けない患者はリアカーに乗せられ、あるいは寝たきりの患者は畳ごと担ぎ上げられて病院へ運ばれてきた。外来患者の多くが病名も分からない悲惨な病魔に襲われていた。そして入院患者の多くもイタイイタイ病患者で占められた。

生ける屍

往診に出かけると、寝たきりの老婆が薄暗い部屋の奥で痛みに耐えながら動けないでいた。最初のうちは家族の同情があっても、慢性進行性の治らない病気に家族からしだいに疎《うと》んじられ、家の奥に放置されたまま孤独のなかで病魔に耐えていた。家族は近所の目をはばかり、奥の納屋《なや》に病人を隠すように寝かせていた。イタイイタイ病の末期患者は、寝返りをしただけで、あるいは笑っただけで骨折をした。それは身のすくむような悲惨な状態であった。身体中の骨が多発性の骨折をきたし、患者の手足は数ヵ所でねじ曲がり、どこが肘《ひじ》なのか膝《ひざ》なのか分からないほどであった。また布団の重さによっても骨折することから、やぐらを組んで布団が掛けられていた。風呂に入れてやることもできず、まるで地獄絵のようであった。萩野は骨がボロボロに折れている患者を診察するたびに、胸がふさがれる気持ちになった。

この病気は脳をおかさなかった。そのため最後まで患者の意識ははっきりしていて、死ぬまで痛みから逃れることはできなかった。また内臓にも病変をきたさないことから寝たきりのまま10年、20年と生き続け、生身を切られるような激痛に最後まであえぎながら、生きる屍《しかばね》となって衰弱していった。そして食事が摂《と》れなくなり、孤独と絶望のなかで死んでいった。火葬された遺体は、頭部以外の骨はほとんどが灰となって、骨としての原型をとどめなかった。いつ骨折しても不思議ではないほど骨は薄く、箸《はし》でつまめないほどもろくなっていた。

神経痛やリウマチでは骨折をきたすことがない。そのためイタイイタイ病は神経痛やリウマチとは明らかに違っていた。萩野にとってこれまで見たことも、経験したこともない病気だった。萩野はこの奇妙な疾患をなんとか治そうと医学書や医学雑誌などを調べたが、どこにもそのような病気の記載はなかった。午前中は外来診療、午後は往診、そして深夜になってイタイイタイ病の研究という毎日が始まった。

病因の究明に乗り出す

萩野はこの悲惨な患者を救済するため、すべてを投げうってイタイイタイ病の研究に打ち込んだ。業病とされる患者を前にして、この患者たちに何の罪があるのだろうか、あるはずはない、病気には病気になる病因が必ずあるはずと考えていた。そして目の前の悲惨な患者を助けたい一心でこの奇妙な病気の解明に乗り出した。

萩野はもともと研究心が強かった。大学を卒業して病理学を専攻したこともその研究心の表れであった。病理学とは患者の解剖や動物実験によって病気の本当の原因を明らかにする学問である。病気の原因が明らかになって、初めて治療が可能になることから、病理学は医学の基本的な学問である。イタイイタイ病にも必ず原因があるはずだ。その原因が分かれば、治療法も確立し患者を救うことができる。萩野はそれが自分に課せられた使命であると信じていた。過労、貧血、栄養障害、寄生虫、あらゆる原因を想定して検査をしたが、この奇病の原因は依然として不明だった。治療法が分からないまま患者だけが増えていった。そして地獄の苦しみのなかで患者は死んでいった。

萩野は萩野病院に残されたカルテを丹念に調べてみた。二代目の祖父の時代にはこの病気の記録はなかった。イタイイタイ病についての最初の症例は大正時代、三代目の父の時代に記録が残されていた。父はすでに亡くなっていて、この奇病を父がどのように考えていたかを訊《き》くことはできなかった。しかし得体の知れないこの奇病を、父は富山の風土病と考えていたようであった。

イタイイタイ病患者は神通川流域に住む40歳以上の農村の主婦が大部分だった。また子供をたくさん産んだ更年期以降の主婦に多くみられた。さらに地元出身の主婦の発症年齢は若く、他から嫁に来た主婦の発症年齢は遅かった。そして不思議なことに、娘時代まで神通川流域で育ち、他の土地に嫁に行った女性は発症しなかった。この病気は血縁のない姑と嫁が同じように発病したことから遺伝病は考えられなかった。

イタイイタイ病が風土病とされたのも無理はなかった。この疾患は婦中町を中心とした数キロ四方の地区に限られ、日本のどの地区にもこのような病気は見られなかったからである。神通川6キロ下流にある富山市にも患者は存在しなかった。萩野は患者を富山市の県立中央病院、市民病院、赤十字病院などへ紹介したが、腎臓病、リウマチ、脊椎カリエスなど様々な診断がつけられ冷たく帰されるだけだった。病因も分からず、治療法も分からず、また他の医師の興味も引かないまま患者は帰されてきた。

暗中模索の研究

田舎の開業医にすぎない萩野だけではイタイイタイ病の解明は困難だった。そのため昭和22年、母校である金沢大学医学部第一病理学教室を訪ね、イタイイタイ病解明への支援を頼むことにした。第一病理学教室では恩師の中村八太郎教授はすでに亡くなっていたが、萩野の先輩にあたる宮田栄が教授になっていた。萩野がイタイイタイ病の説明をすると、宮田教授は共同研究を快く引き受けてくれた。そして宮田教授は暇を見つけては萩野病院を訪ね、萩野と一緒に患者の家を訪問し、イタイイタイ病の究明に力を貸してくれた。患者の頭から足先までレントゲンを撮り、採血、採尿を繰り返したが原因は分からなかった。

この病気の初期症状は骨粗鬆症で、中期以降の症状は骨軟《こつなん》化《か》症《しょう》の症状と一致していた。

そのため骨軟化症の治療薬であるビタミンDの投与を行ったが、終戦直後のビタミンDは粗悪品だったため、下痢、嘔吐《おうと》などの副作用ばかりで治療効果はみられなかった。原因は依然として不明のまま時間だけが過ぎていった。骨粗鬆症、骨軟化症というキーワードは分かっていた。しかしなぜ骨粗鬆症、骨軟化症を引き起こすのか、そのメカニズムが分からなかった。

イタイイタイ病が通常の骨軟化症と違うのは、腎臓の尿細管《にょうさいかん》がまず障害され、尿中のタンパク、カルシウムが増加することだった。カルシウムの排泄《はいせつ》が増加すれば、骨が薄くなるのは当然であるが、なぜ身体に必要なカルシウムが尿から排泄されるのかが分からなかった。原因不明のまま、新規患者は昭和21年には40人、昭和22年には20人、昭和23年には30人となり、総患者数は増加していった。

萩野は原因のひとつとしてウイルスや細菌などの感染症を疑い、病院の片隅に動物小屋をつくって、患者の便、尿、血液などを数10匹のラットやウサギに感染させる実験を繰り返したが、動物はなんら変化を示さなかった。終戦直後の大学の研究費は限られていた。そのため研究費の大部分を萩野が出していたが、肝心の研究成果は得られなかった。そして昭和30年、宮田教授が脳卒中で倒れて故人となり、10年間の共同研究は暗中模索の中で挫折した。

昭和30年5月、東京北品川にある河野臨床医学研究所の河野稔博士がリウマチの講演のため富山県を訪れた。そして富山県厚生部から婦中町にリウマチに似た不思議な病気があることを聞き、萩野病院を訪ねてきた。彼はこの奇病の患者を診察し、この病気は日本に類のない悲惨な奇病だとして、原因解明のための共同研究を約束した。河野稔はリウマチの専門家であったが、イタイイタイ病はリウマチとは明らかに違う疾患だと断言した。また血縁のない姑、嫁が罹患することから遺伝性疾患とは考えられなかった。同じ地区に多発することから感染症の可能性が高いと考え、トリコマイシンの発見者である東大名誉教授、細谷省吾を伴い本格的な共同研究を行うことになった。

全国に知れ渡った奇病

昭和30年8月4日、富山新聞朝刊の社会面トップ記事を見た富山県民は驚いた。それは富山新聞がイタイイタイ病をトップ記事として大きく報じたからである。イタイイタイ病が五段抜きの見出しで、県民の目の前に飛び込んできた。この富山新聞の記事によって、婦中町熊野地区の奇病、イタイイタイ病は一般の人たちの注目を集めるようになった。

富山新聞の八田清信記者が書いた記事はイタイイタイ病を次のように説明していた。

この病気はこれまで医学界に報告されていない奇病であり、婦中町熊野地区に多発していること。日本医学界の権威者たちが大挙して来県し、正体解明のためメスを入れることになったこと。このイタイイタイ病は婦中町の熊野地区に大正時代から存在していて、業病、奇病とされていたこと。そして「痛い、痛い」と泣き叫びながら死んでいった患者が100人以上、現在も100人以上の患者が苦しんでいること。さらにこの奇病は地元の萩野病院長の萩野昇博士が発見者であり、リウマチの研究者、細菌学者などが中心となり奇病の解明がなされていること、などであった。

この富山新聞の報道が富山県民を驚かした。それまで県民は自分たちの住んでいる県内に、このような病気が存在することを知らなかった。一方、患者たちは、自分たちの病気がイタイイタイ病という奇妙な名前の病気であることを知って困惑にかられた。この新聞報道をきっかけにマスコミがこぞって動きだし、医学界の権威者が注目したことから、婦中町に閉じ込もっていた奇病が富山県だけでなく、日本の津々浦々まで知れ渡るようになった。富山新聞の記事が、富山県婦中町熊野地区の奇病を世に知らせるきっかけをつくった。

昭和30月8月12日、イタイイタイ病の謎を解くため、河野稔を中心とした10数人の医師らによる集団検診が萩野病院で行われた。そしてそれらしい症状を持つ200人が朝の4時から萩野病院の前に集まりはじめた。この受診者の数に驚いた婦中町当局は、職員、保健婦を集め病院前にテントを張って対応したほどである。この集団検診は2日間にわたって行われ、イタイイタイ病患者は52人、その中で男性は3人であることが判明した。

ある婦人は河野にすがりつき「こんな病気は1日も早くなくしてほしい。どうせ死んだも同然の身体だから、痛む片腕でも片足でもよいから切り取って研究してください」と訴えた。この言葉に医師たちは胸をうたれた。河野稔はふたりの患者を東京に連れて帰り、各大学の専門家を集め骨系統の疾患を中心に共同研究が精力的に行われた。

共同研究の結果

共同研究には世界的な学者たちが参加し、各分野での研究がなされた。イタイイタイ病の原因は感染症ではないことだけは共通の認識となったが、本当の原因は不明のままであった。感染症でも遺伝性疾患でもなければ、何らかの環境因子が関与していることが想像された。権威ある学者たちにとってイタイイタイ病の原因を不明とは言いづらかった。そのためこの地区特有の環境が疾患の原因と説明することになった。

昭和30月10月、河野稔と萩野昇の名前で研究成果が発表された。そしてこの奇病の原因を「栄養不良、過労、ビタミンD不足、日照時間不足」と結論づけたのである。さらに産後の休養期間が短いこと、夫婦生活の多いことも要因として付け加えられた。もちろん、萩野にとってこの結論は納得できるものではなかった。もしこれらが原因であればイタイイタイ病は全国の農村で見られるはずである。

婦中町より栄養状態の悪い農村はいくらでもあった。日照時間も婦中町は富山県内では長いほうで、また神通川中流の地区だけが過労であるはずはなかった。しかし田舎の開業医としては、大学の研究者の結論に反対することはできなかった。萩野にとって不本意な結果となった。彼は権威ある偉い先生の学説に反対できない悔しさを味わった。

婦中町の農民たちは「イタイイタイ病の原因が、栄養不良、過労、ビタミンDの不足」と結論されたことに憤慨していた。それは婦中町が日本で最も劣悪な地区というレッテルを貼られたに等しいことだったからである。「婦中町では嫁にはろくなものを食べさせず、朝から晩までこき使っている」という暗いイメージがつくられてしまった。地元の人たちの不満は共同研究者の萩野に浴びせられた。

婦中町は決して栄養不良、過労、ビタミンD不足の町ではなかった。これまで婦中町は健康栄養模範農村として3回表彰を受けていた。しかし富山県厚生部は婦中町の住民に対し、過労を防ぎ、肝油や小魚を多く摂るように指導した。婦中町は日本中に恥を晒《さら》すことになった。

共同研究班は原因を解明したとして解散となり、萩野はひとり残されることになった。イタイイタイ病の原因が栄養不良、過労、ビタミンD不足のはずはない――このことを地元の医師である彼が一番よく知っていた。しかし農民たちは萩野がよけいなことを言ったからだと憤慨した。地元の反発もあり、萩野は孤立無援のなかで独自に研究を進めることになった。共同研究の成果はなかったが、世界的な学者が取り上げたことから、イタイイタイ病が日本中に知れ渡り、さらに萩野が世の注目を集めることになった。

イタイイタイ病の症状は骨軟化症の症状と似ていた。骨軟化症と違うのは、イタイイタイ病患者は必ず腎臓の尿細管障害を伴うことである。つまり尿からカルシウムが異常に排出されるため血液のカルシウムが減り、それを補うため骨のカルシウムが放出され、そのために骨が薄くなり骨折をきたすのであった。腎臓の尿細管障害によるカルシウムの異常排出がその病因であれば、イタイイタイ病が更年期以降の女性に多いことが説明できた。それは妊娠によって胎児にカルシウムを大量に奪われ、母乳からもカルシウムが奪われるからである。

なぜ婦中町だけが

萩野昇の孤独な戦いが始まった。婦中町の日照時間、栄養状態、ビタミン摂取量などを再度調べてみたが、それらは他の町と比較しても水準以上であった。また労働時間を調べてみたが全国平均とほとんど変わらなかった。むしろ東北の貧しい農村や、北海道の開拓地は、婦中町よりも栄養状態は悪く、過労に悩んでいた。イタイイタイ病の原因が栄養不良や過労であるはずはない。ではなぜ日本のなかで婦中町だけに患者が限定されるのだろうか。この疑問が常につきまとった。

原因が分からないまま患者だけが増えていった。そしてある日のこと、萩野は富山県下のイタイイタイ病患者の家をひとつひとつ地図の上に赤いインクでプロットしてみた。すると患者のほとんどが婦中町、八尾町、大沢野町を中心とした神通川中流の一定の地域に限られていることが分かった。神通川上流の地域には患者は見つからず、また下流の富山市でも患者は見つからなかった。なぜ神通川中流の稲作地帯だけにイタイイタイ病が発生するのだろうか。

神通川は昔から神の通る川として、地元住民はある種の信仰的感情を持っていた。萩野は神通川と赤いプロットとの関係をじっと見つめていた。そして病気が神通川中流に限られている理由を考えていた。

もしかして、この神通川に悪魔が住んでいるかもしれない。萩野は神通川上流にある神岡鉱業所に釘づけとなった。彼は富山県から数キロ離れた岐阜県吉城《よしき》郡神岡町《かみおかちょう》にある神岡鉱業所の排水による鉱毒説を考えるようになった。

神通川の水は北アルプスの山々から平野に入るまでは地形の高度差が大きく流れが速かった。そのため川底が深く洪水の被害は少なかった。また渓谷のため神通川の川水は農業用水として利用されていなかった。しかし婦負郡婦中町付近では神通川の流れは急に緩慢《かんまん》となり、急流によって運ばれてきた土砂が川底に堆積し、周囲の水田より川底が高くなっていた。いわゆる天井川で、そのため婦中町では堤防工事が完成するまでは毎年のように洪水による被害が起きていた。それゆえ婦中町の住民は神通川を暴れ川とよんでいたほどであった。川底が周囲の水田より高いことから、婦中町では神通川の水を農業用水として取り入れ、大沢野用水、大久保用水、牛ヶ首用水が張り巡らされていた。そして神通川は婦中町を流れると、すぐに井田川、熊野川と合流して富山市に流れ込んだ。

「神の通る川」、神通川の川水は農業用水として田畑を潤し、水道が引かれる昭和40年まで、住民は生活用水や飲料水として利用していた。特に井戸が凍る冬場は川水を汲み飲用水として飲んでいた。

神岡鉱業所の排水による鉱毒説が正しければ、神通川上流に患者がいないのは川の流れが速く、川底が深いため氾濫《はんらん》が起きないことから説明がついた。また下流に患者が少ないのは、井田川、熊野川の合流によって鉱毒が希釈《きしゃく》されることで説明がついた。萩野は意識していなかったが、それは疫学《えきがく》調査であり、疾患と地理的関係を示すものであった。彼は神通川の水を採取し、全国の大学や研究所に送りその分析を依頼した。しかしいずれの分析でも有毒物質を検出することはできなかった。

鉱毒説にいきつく

昭和32年12月1日、第12回富山県医学会が開催され、萩野は初めてイタイイタイ病の原因として鉱毒説を発表した。昭和21年以来、93例の患者のほとんどがタンパク尿を呈していること、その原因として神通川の水に含まれる亜鉛、鉛、砒《ひ》素などの鉱毒が体内のホルモンを乱し、二次的にビタミンD不足をきたしイタイイタイ病を引き起こすこと、また患者の発生地が神通川流域の婦中町付近に限られるのは、特有の地形によりイタイイタイ病患者が神通川の水を多く摂取しているせいだと説明した。つまりイタイイタイ病の原因は神通川の水に含まれる鉱毒と発表したのだった。萩野は名前を出さなかったが、聴衆はそれを神岡鉱業所が排出している鉱毒を意味すると理解していた。神岡鉱業所は日本の大財閥である三井が経営する鉱山である。萩野の発言は大財閥三井への挑戦と受け止められた。

彼の発表に対し周囲の反応は冷たかった。神通川の水質検査で問題がなかったことから、何の根拠もない仮説として学会で非難された。また鉱毒が亜鉛、鉛、砒素であったとしても、それらの重金属の慢性中毒症状はすでに知られており、それらがイタイイタイ病を引き起こすとは考えられないとされた。この科学的裏付けのない萩野の鉱毒説は医学界から完全に無視されてしまった。ある学者は、神通川に鉱毒があるという証拠がないこと、イタイイタイ病患者に鉱毒が含まれているかどうか確認されていないこと、鉱毒がイタイイタイ病を引き起こす証拠がないこと、これらを挙げ、萩野の鉱毒説は何の根拠もない俗説であると学会誌で反論した。

たしかに萩野の鉱毒説は何の証拠もない憶測にすぎなかった。しかもこの鉱毒説は神通川上流の神岡鉱業所を犯人として公然と名指したようなものである。萩野は周囲から中傷を浴び、黙殺され、非難、攻撃の嵐にさらされた。しかし疫学的にはイタイイタイ病の原因は鉱毒以外に考えられなかった。その証拠がほしかったが見つけることができなかった。

昭和33年、東京大学の吉田正美教授が萩野病院を訪ねてきた。吉田教授は萩野の鉱毒説に深い関心を示していた。そして神岡鉱山の実情を知らなければ学問的裏付けができないと主張し、萩野とふたりで神通川上流にある神岡鉱業所を視察に行くことになった。東大教授の肩書きの威力は強かった。名刺を出しただけで職員は神岡鉱業所内をていねいに案内してくれた。萩野は教授の弟子のような顔をして構内に入り説明を受けた。神岡鉱業所に入って驚いたのは、周囲の山には緑の樹木が1本もないことだった。別世界のようなはげ山であった。神通川が死の川とすれば、神岡鉱山は死の山であった。

神岡鉱山の歴史は古く、奈良時代にはすでに黄金を産出して、天皇に献上されたことが記録されている。多くの鉱脈を持ち、銀、銅、鉛を大量に産し、明治時代になって三井組(現在の三井金属鉱業)が買収した。日露戦争により軍の需要が増大し、大正時代にはさらに需要が増し増産された。

神岡鉱山の採掘法はドリルで穴をあけた岩にダイナマイトを詰め爆破する。砕かれた鉱石は粉末状にされ、水を加え泥状にして、鉛、亜鉛を精製していた。そして残った堆積物は水とともにダムに流して沈下させ、その上澄みを川に流していた。このダム方式といわれる採取法はかつて神通川の氾濫で鉱毒により農作物被害を受けた際に造られたもので、鉱毒被害を防止するために通産省が認定した方法であった。このダムができるまでは排水はそのまま川に流されていた。しかしこのダム方式でも大雨や台風などで水が溢《あふ》れたら、あるいは上澄みに鉱毒が含まれていたら……、この作業行程を見てふたりはイタイイタイ病の鉱毒説を確信した。

萩野は神岡鉱業所を見学して鉱毒説に確信を得たが、それを裏付ける証拠は何もなかった。研究の協力者はいなくなり、研究は行き詰まり失意の日々を過ごしていた。イタイイタイ病と萩野の名前は有名になり、多くの研究者が萩野病院を訪ね研究の手助けを申し出たが、結局は話を聞くだけで、誰ひとりとして協力する者はいなかった。

他分野の協力者出現

そのような時期に、農学・経済学者である吉岡金市博士（金沢経済大学学長）と巡り会うことになる。吉岡はたまたま黒部川水系の冷水害の調査のため富山県に来ていて、ついでに神通川の冷水害を調べようと婦中町を訪ねたのだった。吉岡は婦中町の稲の根を見て、これは冷水害ではなく鉱害であると即座に断定したのだった。吉岡はこれだけひどい農業鉱害があれば、環境を同じにする人間にも影響があるはずだと言った。それを聞いた町議会議員の青山源吾は、イタイイタイ病という奇病がこの地区に多発していることを教えたのである。青山議員の母親もイタイイタイ病で亡くなっていて、その奇病の原因がまだ解明されていないことを告げた。吉岡はイタイイタイ病も鉱害が原因と直感した。

吉岡金市は電話で萩野に面会を求めてきた。萩野はいつもの冷やかしの訪問と考え面会を断った。しかし吉岡は萩野病院を訪ね、「5分間でいいから院長に会わせてくれ」と玄関で粘った。萩野はこの吉岡に根負けして渋々面会することになった。そして話をしているうちに、「農作物の被害が鉱毒によるものならば、イタイイタイ病の原因も鉱毒によるものである」という点で、ふたりの考えが完全に一致した。農作物と人間の違いはあるものの、初めて鉱毒説の力強い味方を得たのである。吉岡はイタイイタイ病患者の家をスポットした地図に神通川からの農業用水を書き入れ、神通川を利用した農業用水の使用地区でのみ患者が発生していることを確認し、鉱害により被害を受けた農作物の分布と比較するという科学的データをつくり上げた。そして患者の発生地域と農作物の被害地域が一致することを示した。また地元役場で死亡診断書を調査し、患者の発生数の増加と神岡鉱山の生産量が比例関係にあることを確かめた。吉岡は萩野の研究を最後まで支えることになる。

さらに力強い味方が現れた。昭和34年、岡山大学教授の小林純博士から「神通川の水質を調べたい」と依頼の手紙が突然届いたのである。小林は農林省農事試験場技師として戦時中の昭和17年に婦中町の稲作被害の調査を命じられ、「これは冷害による被害ではなく、上流の神岡鉱山から流れた亜鉛、鉛などによる鉱毒である」と農林省に報告した人物である。この報告書は戦争中であったことから曖昧《あいまい》に処理され、農民には補償金は出されなかった。その後、小林は岡山大学の教授となり、河川の水質検査の専門家となっていた。そしてスペクトログラフという最新の機器を岡山大学の研究所に備えたばかりであった。

小林教授は『科学読売』に掲載された「日本に例をみない奇病、イタイイタイ病」の記事を読み、かつての神岡鉱山の鉱毒を思い出した。そして何らかの手がかりがつかめると思った。かつて農林省には亜鉛、鉛などによる鉱毒と報告したが、あまりに農作物の被害がひどいことから、それ以外の何かがあると考えていた。小林教授は神通川流域の奇病に関心を抱き、採水用のビンを手紙にそえて、萩野に神通川の水を調べたいので採取してほしいと郵送してきたのだった。

カドミウムの発見

萩野は神通川の川水と患者の家の井戸水をプラスチックのビンに詰め小林教授のもとに送った。それまで各地の大学で問題なしと分析されていた神通川の水であったが、小林教授の分析によって驚くべき結果がもたらされた。小林教授はスペクトル分析によって「神通川の川水から、亜鉛、鉛、砒素、カドミウムが多量に検出された」と報告してきたのだった。亜鉛、鉛、砒素の慢性中毒はイタイイタイ病の症状とは違うことはすでに分かっていた。そのためカドミウムがもっとも怪しい物質であると手紙に書いてきたのだった。

当時、カドミウム汚染について書かれた文献は日本にはなかった。「カドミウム」という言葉さえ医学書には書かれていなかった。そのため人体にどのような影響を及ぼすのか何も分からなかった。重金属であるカドミウムはほとんど知られていない物質であったが、亜鉛の鉱石には副産物として必ず含まれる物質であった。神岡工場は亜鉛を製錬する時に、副産物であるカドミウムを神通川に流していたのだった。

萩野は金沢大学、富山大学の図書館でカドミウム中毒の文献を探したが見つからなかった。そうこうしている間に、吉岡がドイツの医学雑誌『中毒の治療と臨床』に、わずかに「慢性カドミウム中毒」の記載があるのを見つけてくれた。その論文はカドミウム電池工場で働く6人の労働者がカドミウム中毒によって歩行ができなくなり、レントゲンでは骨に横断状のひびが見られたというものであった。カドミウム中毒として記載されたその症状は、まさにイタイイタイ病の中期症状そのものであった。

ドイツの医学雑誌の記載によるとカドミウム中毒は潜伏期が2年であり、3年から4年後に神経痛様の痛みと貧血を生じ、8年後には明らかな骨軟化症の症状を示し、レントゲン所見では骨に亀裂が入り、患者は衰弱してアヒルのように尻をふって歩くと書かれていた。まさにイタイイタイ病の初期から中期の症状にそっくりな記載であった。萩野はとびあがるほど驚いた。

ドイツの「慢性カドミウム中毒」の論文にはイタイイタイ病の末期症状である多発性の骨折の記載はなかった。しかしこれはカドミウムの摂取量の違いによるものだった。日本人は白米を食べるが、欧米人は食べない。もし神通川の水にカドミウムが含まれ、農作物に吸収され濃縮されていたら、中期以上の多発性の骨折症状を示しても不思議ではなかった。萩野はこの論文によってイタイイタイ病がカドミウムによる慢性中毒であることに自信を深めた。小林教授のスペクトル分析により、この奇病の原因として重金属カドミウムが急浮上したのだった。イタイイタイ病の解明に大きな前進がもたらされた。

小林教授は神通川の水がカドミウムに汚染されていることを証明した。しかしカドミウムがイタイイタイ病の原因であるかどうかは、患者に含まれるカドミウムの分析が必要であったが、残念ながら小林教授は生体内に含まれる重金属の分析法を知らなかった。小林教授は人体に含まれる重金属の定量分析の方法を習得するため、昭和36年5月からテネシー大学のティプトン女史のもとに留学することになった。またカドミウム研究で知られているシュレーダー教授を訪ね、カドミウムに関する多くの資料と分析法を学んだ。

カドミウム説の確信

小林教授は3ヵ月間、アメリカで分析技術を学んで帰国すると、真っ先に萩野病院に保管されているイタイイタイ病患者の臓器の分析にとりかかった。そして亡くなった患者の各臓器に含まれる重金属の分析を行い、各臓器から高濃度のカドミウムを検出した。骨ばかりでなく、あらゆる臓器を調べてみた。普通の人なら5ppm程度のカドミウム濃度が、患者の臓器からはその1000倍も検出された。さらに小林はイタイイタイ病発症地区の白米と、他の地区の白米のカドミウム濃度を調べ、イタイイタイ病発症地区の白米から数10倍のカドミウム濃度を検出した。また稲の根からも数百倍、土壌からも数十倍のカドミウムを検出した。さらに神通川のフナ、アユからも大量のカドミウムを検出した。婦中町はカドミウムに高度に汚染されていたのである。

患者の尿中のカドミウム量が異常に多いこと、神通川流域の土壌に含まれるカドミウム量が他の河川に比べて明らかに高いこと、イタイイタイ病の発生地区が神通川流域の水田の土壌のカドミウム濃度とよく相関していること、患者の発生地区ではタンパク尿の患者が高頻度に見出されることが分かった。さらにイタイイタイ病の症状が文献上のカドミウム中毒の症状と一致することから、イタイイタイ病の原因がカドミウムである証拠が明らかになった。

神通川の下流から上流に沿って川水のカドミウム濃度を調べてゆくと、上流に行くほどカドミウムの濃度が高くなり、神岡鉱業所付近の川水のカドミウム濃度が異常に高い数値を示していた。

神岡鉱業所は軍の蓄電池用の亜鉛を生産しており、その過程で生じたカドミウムを廃液として捨てていた。廃液中のカドミウムが20年から30年間の長期間にわたり川や土地を汚染し、飲料水、川魚、米に混入して人体に蓄積してイタイイタイ病を引き起こしたのである。カドミウムが骨のカルシウムを追い出して骨をもろくしたのだった。

昭和36年5月13日、岡山大教授小林純と萩野昇は富山県知事の吉田実と会見し、これまでの研究経過を説明し、富山県の奇病「イタイイタイ病」は三井金属神岡鉱業所の廃水が原因であると報告した。この報告に驚いた吉田知事は県庁幹部20人を集め、小林、萩野から詳しい分析報告の説明を聞いた。この会合は秘密のうちに行われているはずであった。しかしひそかに入室していた富山新聞の記者が、その内容を翌日の社会面のトップ記事にした。

新聞の見出しは「イタイイタイ病の原因は鉱毒。患者の骨からカドミウムが検出、岡山大学小林教授が発表」「亜鉛、鉛、カドミウム、神通川に多量に含まれる」「白米にもカドミウムが含有されている」。この富山新聞社のスッパ抜きによって、その日以来、多くの新聞記者が萩野を取り囲むようになった。カドミウムという重金属の名前が初めてマスコミに取り上げられたのである。

そして昭和36年6月24日、萩野は札幌市で開催された第34回整形外科学会でそれまでのデータを発表することになった。発表には共同演者として吉岡金市博士が名前を連ねていた。日本各地の新聞社、マスコミは萩野の発表に注目していた。会場には整形外科医ばかりでなく多くのマスコミ関係者が押し掛けていた。それだけ社会的関心が高かったのである。萩野が壇上に上がると、カメラのフラッシュがいっせいに連射され、映画撮影機が回りはじめた。

萩野はこれまでの研究成果を発表した。それらを要約すると以下のとおりである。イタイイタイ病は神岡鉱業所から神通川に排出されたカドミウムが原因であること。神通川流域の住民がカドミウムを多く含む川水を飲み、あるいは汚染された米、農産物を長期間にわたり飲食することによって、カドミウムが体内に蓄積して慢性中毒を起こしたこと。その証拠として、カドミウムはイタイイタイ病患者周辺の神通川の川水あるいは流域の土壌に大量に含まれ、他の河川や土壌には少量しか認められないこと。またカドミウムは神岡工業所より上流の神通川には検出されないこと。さらにイタイイタイ病患者の骨などの臓器から多量のカドミウムが検出されたこと。これらのデータを示し、結論としてイタイイタイ病はカドミウムの慢性中毒であると述べた。

いわれなき中傷

しかし学会では悪意に満ちた質問が相次いだ。なぜ中年女性に多いのか、骨以外の臓器障害が少ないのはなぜか、動物実験をしていないのにカドミウムが原因といえるのか。このような質問に対し、萩野はひとつひとつ丁寧に答えていった。萩野の回答は正確なものであった。にもかかわらず結果的に難癖に近い非難を受けることになった。データそのものが間違いであると非難され、田舎の開業医の売名行為、神岡鉱業所から金をとるための行為と邪推された。「学者でもない田舎の開業医に何が分かる」という先入観がその根底にあった。高名な学者たちのほとんどが萩野の研究を非難した。これだけ世間の注目を浴びている萩野の研究を素直に評価する医師は少なかった。また支持する医師の声も聞こえなかった。イタイイタイ病に対する世間の注目が高ければ高いほど、学者として萩野の研究に嫉妬する気持ちが生じたのである。ある週刊誌では「萩野昇は学者でない、科学的証明が何ひとつなされていない」と高名な学者が非難した。神岡鉱業所は萩野学説は実証のないひとりよがりの考えと反論した。

なぜ正しい研究が学会の場で素直に受け入れられないのか。正確で科学的データに基づいているカドミウム説がなぜ非難されるのか。萩野には学会という学問の世界で自説が非難されるとは想像もしていなかった。正しい学問をなぜ学会が認めないのだろうか。学会が終わると、にがにがしい思いに憤りを覚えていた。そしてこの学会を頂点として萩野への非難、中傷が始まった。

イタイイタイ病はカドミウムによって腎障害をきたす骨軟化症の一種で、医学的な診察基準も確立していた。しかしながら神岡鉱業所の肩を持つ医師が多くいた。岐阜大学と金沢大学医学部の有力教授は、イタイイタイ病との関連性を否定し、産業医学の権威者は萩野の研究に難癖をつけた。ネズミにカドミウムを投与する動物実験ではイタイイタイ病の発現はなかったと断言する医師もいた。このように三井財閥に有利な発言をする学者ばかりだった。患者の体内に大量のカドミウムが集積していることを数値で示し、それゆえにカドミウムが原因としたのは萩野だけであったが、学会では孤立無援の状態となった。

また患者を抱える富山県も萩野の鉱毒説に否定的態度をとった。イタイイタイ病の原因を神岡鉱山とする科学的根拠が示されたにもかかわらず、富山県は三井財閥を正面から批判することに難色を示し、むしろ神岡鉱山犯人説に否定的立場をとった。

富山県は県民の所得を上げるために大企業を県内に誘致しようとしていた。工業化を目指す富山県にとって、イタイイタイ病の神岡鉱山説は不都合だった。また岐阜県にある神岡鉱山の鉱石が少なくなったことから、神岡鉱山を富山県に誘致する計画が密かになされていた。イタイイタイ病という病人を抱えている富山県は、病人よりも企業誘致を優先させ、県内に潜行しているイタイイタイ病を歴史の闇に葬りたかった。

富山県は政府の大規模工業化プロジェクトを受け入れようとしており、政府や大企業を批判することはできなかった。政府や大企業を批判しているのは少数の被害者で、県民の大部分は企業誘致のため多少の公害を我慢すると考えていた。

失意の日々と妻の死

本来ならば味方となるべき農民も、農作物の売上げが落ちることから萩野の悪口をいった。イタイイタイ病が神通川流域の奇病として知られるようになったが、その原因が何であれ農村に嫁が来なくなることを彼らは恐れた。そのため地元のイメージを悪くした萩野を批判した。「萩野病院へゆくとイタイイタイ病と診断される」と噂がたてられ、萩野病院の患者の数が激減した。病院には嫌がらせの電話が鳴りっぱなしとなり、「病院を爆破する」「地元にいられないようにする」といった脅しの電話や手紙が、萩野だけでなく病院職員にも相次いで舞い込んだ。卑劣な中傷や脅しによって、身の危険を感じた職員たちは萩野病院を去っていった。

萩野は四面楚歌となった。なぜ真実を信じないのか。苦しんでいる患者を救おうとする研究成果をなぜ信じないのか。彼を苦しめたのは、学者や行政だけではなかった。彼を最も苦しめたのは、県政、企業の論理に操られた周辺住民の冷ややかな目であった。萩野ほどの人物に対しても、彼が有名になればなるだけ周辺住民のねたみも大きくなった。三井財閥からの無言の圧力が幽霊の声となって富山県を動かし、富山県から婦中町に、婦中町から住民に大きくのしかかった。

萩野は自分の研究は患者のためと信じてきた。そして奇病、業病として死を待つだけだったイタイイタイ病の原因を発見した。それなのにその気持ちが住民に受け入れられないことに絶望していた。

神岡鉱業所から長期間にわたり大量に排出されたカドミウムが川や土を汚染し、農業、漁業を破壊し、そして人間そのものを破壊したのである。神通川流域の土壌にカドミウムが沈着堆積し、水稲、大豆等の農作物に吸収され、地下水を介して井戸水を汚染させていた。体内での長期間のカドミウムの蓄積が腎障害を引き起こし、カドミウムがカルシウムを体内から追い出し、カルシウム不足から骨軟化症を引き起こしたのである。なぜ地元住民は自分を信じないのか。やっとイタイイタイ病の原因を解明し、治療に応用したいと考えている矢先の非難中傷であった。

昭和36年12月、「富山県地方特殊病対策委員会」がつくられ、富山県がイタイイタイ病の原因究明に乗り出すことになった。しかし15人の委員の中にイタイイタイ病に最も詳しい萩野と小林の名前はなかった。富山県は、この人選はイタイイタイ病の原因について偏見を排除するため、自説をもたない学者によって研究を進めたいと説明した。しかし15人の委員の中では富山県医師会長をのぞくと、萩野の鉱毒説に反対を唱える学者がほとんどだった。そしてこの「富山県地方特殊病対策委員会」が行ったことは、患者名簿をつくり、日照時間、栄養摂取状況などの調査で、まさに栄養説を補強するための委員会であった。さらに金沢大学でも、カドミウム説に反対を唱える学長を中心に「イタイイタイ病研究班」がつくられた。そしてそこにも萩野は選ばれなかった。萩野のカドミウム説に反対の立場をとった学者は富山県当局に取り込まれ、三井財閥に不利な発言をしなかった。さらにネズミにカドミウムを与えた動物実験ではイタイイタイ病の発生はなかったと発表した。ある一流月刊誌はカドミウム無害説を連載し、萩野の鉱害説を否定し、彼の研究だけでなく人格まで非難した。

萩野はこのような非難のなかで、しだいに酒におぼれ自堕落な生活に陥った。マスコミは萩野の自暴自棄の生活を面白おかしく報道した。いつしか萩野は肝臓病、糖尿病、中心性網膜炎という病魔に冒されていた。気力の低下だけでなく身体までも蝕《むしば》まれていた。

昭和37年10月、妻の茂子が他界した。茂子は病弱だった。昭和23年に長男茂継を出産してから結核を患い、病弱な身体で家事をこなし、子供を育て、病院経営も手伝い、診療と研究ばかりの萩野の生活を支えていた。茂子は結核に加えバセドー氏病を患い、そのアイソトープ治療の副作用に苦しみ死んでいった。茂子は自分の病状を萩野にしゃべらなかった。萩野は研究に多忙だったこともあり、茂子の看病をあまりしてやれなかった。

萩野はマスコミでは有名人になったが、研究ばかりか人格までも非難された。そのような流れのなかで、茂子の病気をあたかも萩野へ下された天罰であるような報道がなされ、茂子の死を自殺だったとする噂が流された。萩野は周囲の中傷に加え、妻の死によって不幸のどん底に落とされてしまった。イタイイタイ病の研究に打ち込んで、茂子の看病をおろそかにしてしまったことを後悔していた。

予期せぬアメリカの評価

悲しみのどん底のなかで茂子を思いながら、彼はそれまでの生活を一変させることにした。酒を止め、コーヒーもお茶も断ち、趣味のゴルフも止め、すべてをイタイイタイ病の究明に尽くすことを決意した。何もしてやれなかった妻に対する後悔の気持ちが萩野を蘇らせたのである。彼の前には、一介の開業医の力ではどうすることもできない大きな壁があった。しかし一歩たりとも退かないことを誓った。「自分の命があるかぎり、呼吸をしているかぎり、最後の血液の一滴を燃やし尽くしてでも、真実を証明する」――このことを死んだ茂子に誓ったのである。

奈落の底にあった萩野に明るいニュースが飛び込んできた。日本整形外科学会で発表したデータがアメリカで認められ、アメリカ国立保健研究機構（ＮＩＨ）から１０００万円の研究費が送られてきた。日本の学会で白眼視された研究をアメリカが認めてくれたのである。うれしかった。アメリカは自由の国、学問の国、偏見のない平等な国であると喜んだ。アメリカが認めてくれたことから、不思議なことに萩野のカドミウム説は本当かもしれない、と周囲もしだいに認めるようになった。

萩野はアメリカからの研究費で動物小屋をつくり動物実験を再開した。知人に酒の入った一升瓶を渡し、飲んで空になったら、神岡鉱山の廃水を一升瓶に詰めて返してもらうことを条件に、廃水を集めウサギに投与する実験を行った。この実験は何度も失敗した。慢性疾患を動物実験で成功させるには長い時間と根気が必要だった。子供も手伝ってくれて実験はしだいに成功に近づいていった。

岡山大学の小林教授の実験室でも、ネズミを用いた実験が平行して行われていた。そしてついに成功した。カドミウムを混ぜた餌を与えたネズミでは、食べた以上のカルシウムが尿から排出され、骨が薄くなることが証明されたのである。1年間でネズミの骨の30％以上が溶け出し、225匹のネズミがイタイイタイ病と同じ症状を示した。この実験結果は昭和42年の日本医学会総会で発表され、逆もまた真なりを証明したのだった。イタイイタイ病のカドミウム説の一番の弱点であった動物実験に成功したのである。アメリカが萩野の研究を認め、研究費を与えたことがイタイイタイ病の原因としてのカドミウム説を証明したのだった。この研究により日本の研究者たちも萩野の学説を支持し、萩野は地元住民たちからも認められるようになった。

またカドミウム説を否定するためにつくられた「富山県地方特殊病対策委員会」、金沢大学の「イタイイタイ病研究班」も、萩野のカドミウム説を次々に支持する実験結果を示した。そして彼の学説はしだいに認められるようになり、迫害の流れが賞賛へと大きく変わっていった。

もしイタイイタイ病の原因がカドミウムであれば、日本の他の亜鉛鉱山の河川にも同じイタイイタイ病患者がいてもおかしくはない。小林教授は日本中の川水の分析を行っていたので、可能性のある鉱山を知っていた。昭和39年9月、萩野と小林教授は、可能性の高い長崎県対馬にある東邦亜鉛対州鉱業所に調査に出かけた。3週間にわたる診察と調査から、その地区にもイタイイタイ病患者1人、死亡者2人、疑わしい患者数人を発見した。全身に疼痛《とうつう》を訴える患者は42人で、そのうちの21人から尿蛋白《にょうたんぱく》を検出した。また水田の土壌や井戸水から高濃度のカドミウムを検出した。対馬に患者が少なかったのは、亜鉛工場の規模が小さく、また水田が少なかったからである。この対馬の調査はイタイイタイ病のカドミウム説を裏付ける証拠のひとつとなった。

昭和41年10月6日、萩野は富山県社会保障推進協議会から、イタイイタイ病に関する講演を依頼された。会場となった富山駅前の労働福祉会館大ホールは聴衆が入りきれないほどであった。萩野は悲惨な病気であるイタイイタイ病について3時間にわたり講演を行った。そしてこの講演をきっかけとして富山県各地で講演が何回も行われ、富山県民はイタイイタイ病の悲惨な現状と、萩野の学説の正しさを知ることになった。そして三井財閥の経営する神岡鉱山に対する県民の怒りが高まっていった。

住民が立ち上がる

昭和41年11月、それまで萩野を中傷していた婦中町の中から、ひとりの青年が立ち上がった。それは小松義久だった。小松は祖母、母をイタイイタイ病で亡くしており、近所に何人もの患者が苦しんでいるのを長年目撃していた。また農家で育った小松は農作物に被害をもたらした神岡鉱山の鉱毒被害を知っており、萩野の鉱毒説発表以来、祖母、母も同じ鉱毒で死亡したと信じていた。小松は神岡鉱業所に責任を取らせる被害者の会「イタイイタイ病対策協議会」を結成した。その目的はイタイイタイ病を引き起こした神岡工業所の責任を裁判に訴え、謝罪を求めることであった。誰かが中心となって神岡鉱山と対決しなければいけないと覚悟を決めた。小松は農家を一軒一軒回り、イタイイタイ病対策協議会への入会を勧めた。それまで萩野に批判的だった婦中町も神岡鉱業所のカドミウム説を信じるようになった。三井財閥という巨大な陰を住民は恐れていたが、イタイイタイ病をもたらした神岡鉱業所を許すわけにはいかなかった。婦中町の住民は鉱害による農作物の被害を戦前から経験していた。

この婦中町の住民がそれまでイタイイタイ病について沈黙を守っていたのは、富山県がこの奇病を栄養不足、過労によると意図的に宣伝していたこと、大企業である三井金属が相手では裁判で勝てるはずがないと諦めていたこと、お上に逆らわない引っ込み思案の住民の性格があったからである。またイタイイタイ病は業病とされ、家族が患者の存在を隠そうとしていたこともその要因であった。小松義久は「イタイイタイ病被害者の会」の組織づくりに奔走し、住民大会を開き、業病の汚名をそそぐべく団結した。「イタイイタイ病被害者の会」は富山県に協力を求めたが、婦中米の不買運動が起きることを理由に協力できないとの回答であった。次に神岡鉱業所との直接交渉を行った。イタイイタイ病被害者の会の30人は神岡鉱業所に出かけ責任者に面会を求めたが、警察による身元確認がなされ長時間待たされたうえ、「三井を犯人扱いしているようだが、そのような科学的根拠はない」というのが返事であった。

イタイイタイ病については国会議員も動き出すことになった。昭和42年5月25日、参議院議員の矢追秀彦氏が萩野病院を訪ね、イタイイタイ病患者の悲惨な様子を見て涙を流した。そしてこのような悲惨な公害に何の手も打たず、追求もしなかった政治家としての責任を「申し訳ない」とわび頭を下げた。矢追は大阪出身の医師であった。彼は涙を流しながら、「こんなことが許されるはずはありません。政治家としてイタイイタイ病を国会で取り上げる」と約束してくれた。

昭和42年12月6日、イタイイタイ病の患者代表、小松みよさんら3人が園田厚生大臣、椎名通産大臣に病気の実情を訴えに行くことになった。患者たちは身体の痛みがひどく、東京まで行けるかどうか自信がなかった。しかしこのようなむごたらしい病気を、二度と繰り返さないために、死を覚悟して東京に向かった。患者たちは矢追参議院議員の紹介で園田厚生大臣の前に進み出たが、ただ涙がこみ上げるばかりで一言も言葉を発することができなかった。しかし田舎の素朴な患者たちの言いたいことはブラウン管を通して国民の誰もが理解できた。そして背が異様に縮んだ患者の痛がる表情がイタイイタイ病の恐ろしさを伝えていた。

国会での証言と初の公害認定

昭和42年12月15日、萩野昇は参議院産業公害特別委員会に参考人として証言を求められた。まぶしいライトのなかで満席の会場はしんと静まり返っていた。「痛い、痛い」と泣きながら死んでいった農婦たちの姿が彼の脳裏に浮かんだ。

「私は単なる田舎の開業医でございます。何の力もございません。神岡鉱山のような日本の基幹産業を相手に戦おうというような気持ちは微塵《みじん》もございません。ただ、ひとりの医師として患者が可哀相なばかりに、この病気の研究を積み重ねてきただけでございます。「痛い、痛い、先生なんとかしてください」、泣き叫びながら死んでいった中年の農婦たち、全身の激痛のため診察もできない老女の絶叫、主婦が寝込んだために起きた様々な家庭の悲劇、……あの人たちに何の罪があるのでしょう。何があの人たちを地獄の苦しみに追い込んだのか……」

会場は静まりかえっていた。咳払いひとつ聞こえなかった。萩野は声をつまらせ、目頭を潤ませていた。「私はただ患者が気の毒だと思います。私はただ患者を助けるのが医師の宿命と考え、純粋な立場で、謙虚な気持ちで研究を積み重ねただけです」。萩野のこれまでの戦いを支えてくれたのは、農婦たちの「痛い、痛い」と叫ぶ哀れな声であり、助けを求めようとする澄んだ瞳であった。萩野は身長180センチ、体重105キロの巨漢であったが、患者のことを振り返りながら涙で身体を震わせながらの証言となった。

翌昭和43年5月8日、この日は日本の公害の歴史において記念すべき日となった。園田厚生大臣は萩野の主張をそのまま受け入れ、厚生省見解が次のように発表された。

「イタイイタイ病の本態はカドミウムの慢性中毒により腎臓障害を生じ、次いで、骨軟化症をきたし、これに妊娠、授乳、内分泌の変調、老化および栄養としてのカルシウムなどの不足が原因となってイタイイタイ病という疾患を形成したものである。慢性中毒の原因物質として、患者発症地を汚染しているカドミウムについては、神通川上流の三井金属鉱業株式会社神岡鉱業所の事業活動に伴って排出されたもの以外にはみあたらない」

　このように厚生省は、イタイイタイ病を三井金属神岡鉱業所のカドミウム汚染が原因と正式に認めたのである。さらに厚生省の見解が裁判で争われた場合には、受けて立つとの見解も公表された。

　イタイイタイ病は日本で初めての公害病の認定となった。萩野が患者の発生地域と神岡鉱業所の位置などを総合的にとらえ、鉱毒説を唱えてから11年目のことである。

　患者たちは涙を流しながらこの園田厚生大臣の正式見解を迎え入れた。日本における初めての公害病の認定となったことには大きな意味があった。それは大衆を犠牲にして産業を育成させようとする戦後政治からの脱却を意味していた。貧しい国民を犠牲にして産業を優先させるという、それまでの政治が大きく変わった記念すべき日であった。

　この厚生省の結論は、萩野昇の血みどろの戦いがあったからである。萩野の学説は何度となく著名な学者から非難されたが、しかし萩野昇の学説が正しかったのである。

　このイタイイタイ病の研究は世界的評価を受けた。アメリカでは「ペイン・ディジーズ」と英語でよばれていたが「イタイイタイ・ディジーズ」に、ドイツでは「ベェー・クランクハイト」とドイツ語でよばれていたが「イタイイタイ・クランクハイト」というように萩野の名付けた病名が国際的病名となった。そしてWHO（世界保健機関）などの国際機関や国際学会でもカドミウムをイタイイタイ病の原因であると公式に結論づけた。萩野昇は日本医師会最高優功賞、厚生大臣感謝状、朝日賞（社会奉仕賞）などを次々に受けることになった。

初の公害裁判へ

厚生省はイタイイタイ病の原因を神岡鉱業所が排出した公害と認定した。そしてイタイイタイ病は裁判所に場所を変え争われることになった。第1次裁判は患者と犠牲者の遺族23人が三井金属鉱業を相手に総額6200万円の損害請求額を求めて争われた。イタイイタイ病を追求する20人の弁護士が全国から集まり患者支援に立ち上がった。弁護士たちは貧しい患者から弁護料をとらず、すべて無償の手弁当で集まった。

弁護士は無報酬であったが裁判には多額の費用が必要だった。裁判には訴訟請求額に応じて数10万円の印紙代がかかった。そのため全国の弁護士に支援を求め、全国300人の弁護士から300万円のカンパが集まった。また婦中町議会は「イタイイタイ病訴訟支援」を決議し、全員一致で町費から100万円の援助金を寄付することになった。また周辺の町からも援助金が集まった。県内世論はこの裁判を支援したが、富山県はイタイイタイ病は鉱害ではないとして動こうとしなかった。それどころか、市町村が一方的に裁判を応援するのは地方自治法違反であるとコメントを出した。

この富山県のコメントに対し婦中町は、イタイイタイ病の医療費は町で負担している、もし原告が負ければ婦中町には膨大な被害を受けることになる、イタイイタイ病は個人の問題ではなく町全体の問題であり、もし県が市町村を非難するならば、特定企業を応援する富山県こそ地方自治法違反であると反論した。そして婦中町の議員全員がマイクロバスに乗り富山県の市町村をまわり、富山県内35の市町村のうち32の市町村から支援を得た。

天下の三井財閥を相手にした裁判である。住民たちには絶対に負けられない裁判との悲壮感があった。生命をかけた闘い、どうしても勝たなければならない裁判であった。あとにひくことはできない、「負けたら切腹もの」と住民たちは覚悟を決めていた。

国も住民のために立ち上がった。原告に代わり訴訟費用の一部を国が負担したのだった。国のこの訴訟救済は原告が勝訴することを確信してのことであった。このイタイイタイ病裁判は大きな意味があった。ひとつは日本最大のマンモス裁判であること、相手が日本有数の企業で、全国初の公害裁判であること、そしてこの裁判は人間の尊厳をかけた闘いといえた。

いっぽう、神岡鉱業所のある神岡町はこのままでは神岡鉱山はつぶれるかもしれないとあわてていた。町の税収入の7割を占める神岡鉱山がつぶれれば、それこそ死活問題だった。神岡町の町長は「神岡鉱山を守る会」を結成して抵抗しようとした。しかし町長のかけ声に神岡町民は協力しなかった。人命がかかったこの裁判に町民の怒りのほうが強かった。神岡町の町民たちは、一歩間違えば自分たちが犠牲者になっていたこと、さらに神岡鉱業所の横暴な態度を見て協力しなかった。町民たちはイタイイタイ病の原告や弁護士が鉱山を調べに神岡町へやってくるたびに、温かく迎え入れ、道案内や宿泊の手配などを手伝った。

厚生省がイタイイタイ病を神岡鉱業所の廃水による公害と認定したのに、なぜ裁判で争わなくてはいけないのか。それは被告側が長期裁判に持ち込み原告側の疲労と諦めを期待していたためだった。しかし裁判の過程で興味ある多くの証言が飛び出した。

吉岡金市博士は次のような証言を行った。イタイイタイ病発生地区の杉の木を切って年輪を調べると、大正末期から昭和18年頃まで年輪の幅が非常に狭くなっていて、ほとんど成長していない。それ以降は徐々に成長して昭和20年以降は回復している。この杉の成長が止まった時期は神岡鉱山がさかんにカドミウムを流していた時期と一致すること、さらにイタイイタイ病が発生していない他の地区の杉の年輪にはそのような変化は見られないと証言した。

また神岡鉱山で働いていた老人は次のような証言をした。神岡鉱業所は人体に影響を及ぼすほど大量のカドミウムを流したことはないと主張しているが、亜鉛は潜水艦の蓄電池に使うため、太平洋戦争中は増産に次ぐ増産だった。そのため鉱滓《こうし》(亜鉛抽出後のかす)は貯まるいっぽうで、捨て場がないため川に流していた、という証言である。このことはすなわちカドミウムを川に流していたことを意味していた。

昭和46年6月30日、富山地方裁判所の周囲には全国各地の公害被害地から駆けつけた住民代表や支援団体が集まり、新聞記者などの報道陣も集まり、歴史的瞬間を待っていた。テレビ中継用のカメラが並び、空には何台ものヘリが旋回していた。そして10時8分、富山地方裁判所三階の窓から「勝利」のたれ幕が下がった。

富山地方裁判所の岡村利男裁判長は「イタイイタイ病の原因は神岡鉱業所が排出したカドミウムであり、被告はすみやかに6億7600万円の賠償金を原告へ支払え」との判決を下した。裁判は住民側の全面勝訴となった。場外にいた500人を超す支援者たちはこの全面勝利に「バンザイ」を繰り返した。

イタイイタイ病の原因がカドミウムであることは厚生省の公的見解で明らかだった。しかし神岡鉱業所は「カドミウムがイタイイタイ病を引き起こす科学的根拠が不明であり、もしカドミウムがイタイイタイ病の原因だとしても、神岡鉱業所がどれだけ関与していたのかが不明である」と主張して裁判は争われていた。

神岡鉱業所は判決を不服として控訴したが、昭和47年の名古屋高裁金沢支部での裁判でも敗訴し、上告を断念して裁判は住民側の全面勝利が決定した。企業側は「廃液の放出行為と被害発生との間の因果関係を明確にさせよ」と主張したが、この企業の論理は通用しなかった。裁判所は「他にカドミウムなどの重金属類を排出したものを見出せない以上、神岡鉱業所から排出したカドミウムが発病原因の主体とするほかない」として住民の全面勝訴とした。裁判所は厳密な科学的証明は必要ないと判断したのである。第1次から第7次までのイタイイタイ病訴訟の原告者数は515人であった。三井金属は総額14億円を支払い和解することになった。

イタイイタイ病被害者と支援者200人はバスに分乗して三井金属鉱業本社に直接交

渉に向かった。そして三井金属鉱業と11時間の交渉を行い、次の3つの誓約書に署名させた。⑴イタイイタイ病の原因が神岡鉱山からのカドミウムであることを認め、今後争わないこと。⑵イタイイタイ病発生地の過去将来の農業被害を補償し、土壌汚染復元費を全額負担すること。⑶今後公害を発生させないことを確約し、被害者、被害者が指定する専門家の立ち入り調査に応じ、要求される公害関係の資料を提供し、これらに必要な費用はすべて負担すること。このように住民が勝ち取った誓約書は画期的なものであった。

イタイイタイ病裁判は日本の多くの公害訴訟のなかで住民勝利を導いた最初の裁判であった。その意味では公害訴訟の1ページを飾る判決であった。このイタイイタイ病裁判の勝訴は患者だけでなく、日本全体への影響が大きかった。

その当時は、敗戦から立ち上がった高度経済成長の時代であった。そして工業化のひずみとして公害が問題になっていた。熊本県の水俣病、四日市市の喘息《ぜんそく》などによって、経済の牽引《けんいん》となった工業が環境を破壊し住民に害を及ぼすという公害が注目されていた。イタイイタイ病も公害病のひとつで、その因果関係を最も早く認めた裁判であった。この裁判の住民勝利によって、企業の論理は通用しなくなり、政府も「企業優先から環境優先」の政策に転換せざるをえなくなった。企業や行政の権威主義は住民の良識という立場から加害者企業、無作為行政と見られるようになり、企業倫理や行政のあり方が大きく変わることになった。

大正時代からイタイイタイ病の患者がいたとされているが、その総数は明らかではない。「富山の奇病、業病」とされ、カドミウムが原因と分かるまで、家族は患者を家の奥に隠していたからである。そのなかで、萩野が診察した患者は358人で、そのうちの128人が死亡していた。患者のほとんどが女性で全死亡者は200人以上とされている。昭和42年以降にイタイイタイ病と認定された患者は185人で、イタイイタイ病を引き起こす可能性のある要観察患者は334人であった。

イタイイタイ病と認定されるためには、カドミウムの暴露歴があること、症状が成年期以降に発現していること、尿細管障害があること、骨粗鬆症を伴う骨軟化症が認められること。この4条件が必要であった。イタイイタイ病の患者数は数千人と見られていたが、症状がリウマチや他の老人性疾患と似ており、その特定は難しかった。公害健康被害者補償法の規定で富山県が認定した患者は178人であった。

カドミウムは人体への被害だけではなく、神通川を農業用水とする稲作にも大きな被害を与えていた。長期間にわたってカドミウム汚染米を食べた者がイタイイタイ病になったのだから、汚染された農地を放置したままではイタイイタイ病の根本的な解決にはならない。そのため三井金属鉱業の負担でカドミウム汚染土壌の除去が進められた。

神岡鉱山は奈良時代から鉱山として知られており、明治7年に明治政府から三井組に経営が譲渡されたが、当時はカドミウムの名前も毒性も知られていなかった。また神岡鉱山の亜鉛生産は国家の戦時体制により増産が続いた。亜鉛の鉱石にはカドミウムが含まれ、重量比では亜鉛の20%がカドミウムであった。亜鉛のあるところには必ずカドミウムが存在していた。

亜鉛の大量生産が開始された大正時代から、カドミウムが神通川流域に大量に集積していたと考えられた。神岡鉱山は亜鉛鉱を1日4700トンを採掘し、神岡町は人口2万7000人を数え、にぎわいを見せていた。神岡鉱業所の従業員は4500人で、国内最大級の鉱山として知られていた。政府は神岡鉱山を存続させるため資金を出した。神岡鉱山は患者住民団体との和解を進め企業として存続できた。しかし時代の流れは皮肉なものである。鉱脈がしだいに枯渇し神岡町の人口は半減し、作業員は50人足らずとなった。そして平成13年6月29日に亜鉛・鉛鉱石の採掘を中止し、その長い歴史を閉じたのである。

信念に生きた人々

平成2年6月26日、萩野昇博士は胆嚢癌《たんのう》にともなう敗血症のため富山市民病院でこの世を去った。74歳であった。イタイイタイ病の研究と治療に半生を捧げた「田舎の開業医」の反骨人生が安らかに終わったのである。萩野昇は亡くなったが、彼の努力により婦中町住民に笑顔がもどり、神通川は「毒の通る川」から再び「神の通る川」となった。

もし萩野昇という医師が婦中町にいなかったら、もし研究を途中で諦めていたら、イタイイタイ病は解明されず、奇病、業病と忌み嫌われたまま犠牲者を増やし続けたであろう。この萩野昇の生涯はイタイイタイ病を発見し、その原因を突き止めた医師の記録と言えるが、むしろそれよりも患者のために自分を犠牲にして、白眼視の逆境のなかで研究を進め、患者のために真実を明らかにした勇気ある医師の記録と呼ぶのがふさわしい。地元の人たちは、萩野昇のことを今でも富山のシュヴァイツァーと尊敬している。

萩野昇の学説を最後まで支えた農学博士、吉岡金市は平成2年11月死去。イタイイタイ病の原因を突き止めた岡山大名誉教授、小林純博士は平成13年7月2日、虚血性心疾患により死去、91歳であった。

医師である萩野昇博士、農学者である吉岡金市博士、科学者である小林純博士、彼らは学問の分野は違っていたが、イタイイタイ病という悲惨な病気の解明に尽くし、周囲の白眼視に耐えながら原因を突き止めた。彼らの人生は医師として、学者として尊敬するに余りある半生であった。患者を助けたいという真摯な態度、真実の追究という学問的姿勢、正しいことを正しいと主張する勇気、これらを決して忘れてはいけない。このことを彼らは教えてくれた。

世界生命賞受賞

菊田　昇

胎児を守るための「赤ちゃん斡旋」の真実

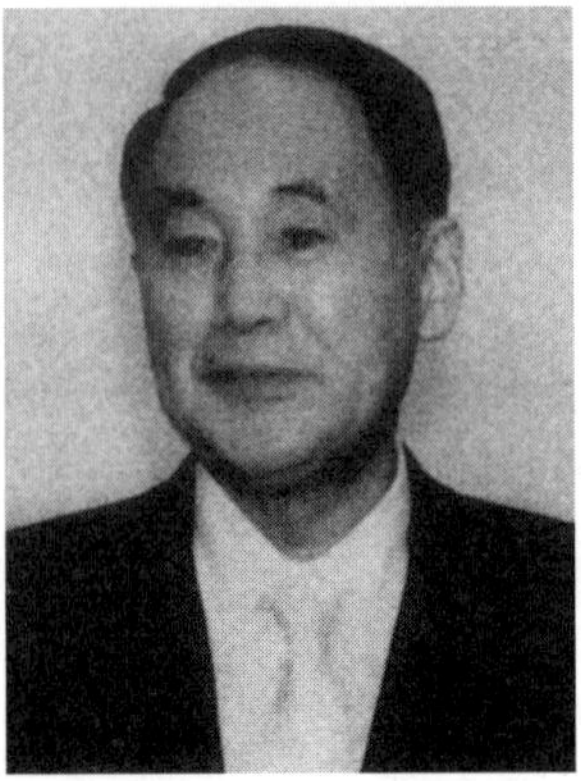

菊田《きくた》 昇《のぼる》（一九二六〜一九九一）

昭和48年4月、赤ちゃん斡旋《あっせん》が社会的問題となった。胎児の生命を守るための人道的行為は裁判で敗訴となったが、昭和62年の民法改正において「特別養子制度」が導入され、また彼の持論である人工中絶の短縮が法制化された。有罪とされた菊田の行為が法律を正しい方向に変えたのである。マザー・テレサと会見して生命に対する考えが一致し、第二回「世界生命賞」を受賞した。

昭和48年4月17、18日の両日、宮城県石巻《いしのまき》市の地元紙「石巻新聞」と「石巻日日新聞」の片隅に「赤ちゃんを斡旋《あっせん》します」という小さな広告が掲載された。「急募、生まれたばかりの男の赤ちゃんを、わが子として育てる方を求む。菊田産婦人科医院」。この小さな新聞広告がいわゆる「赤ちゃん斡旋事件」の発端であった。そしてこの小さな三行広告が、日本中に大論争を引き起こすきっかけとなった。

人工妊娠中絶の現実

広告の主は宮城県石巻市の開業医、菊田昇医師(48歳)であった。菊田は、昭和33年に菊田産婦人科医院を開業すると、人工中絶を希望する患者がたくさん受診することに驚かされた。それまで勤務医として働いていた彼にとって、これほど中絶を希望する患者が多いとは想像もしていなかった。何より彼を悩ましたのは、中絶を希望しながらその時期を過ぎてしまった妊娠8ヵ月以上の妊婦であった。妊娠7ヵ月の胎児であれば人工中絶は法律的に可能であった。しかし7ヵ月を過ぎた場合は違法行為である。さらに妊娠後期の人工中絶は胎児《たいじ》の生命を奪うだけでなく、母親の生命をも脅《おびや》かす危険性が高かった。

菊田産婦人科医院だけでも、妊娠7ヵ月を過ぎながら中絶を希望する妊婦は年間10数例に達していた。田舎の産婦人科医でさえこの人数である。人工中絶の資格を持つ産婦人科医は全国で約1万人いることから、妊娠7ヵ月を過ぎながら婦人科に駆け込む妊婦は年間10万人以上いることは容易に想像できた。

人工中絶の定義は「胎児が母体外で生命を維持できない時期に胎児を排出すること」である。しかし妊娠7ヵ月であれば、胎児は未熟児として生存可能であった。

妊娠11週までの中絶は、妊婦に麻酔をかけ、寝ている間に掻爬《そうは》することができた。しかし11週を過ぎると掻爬はできなくなるため、子宮口《しきゅうこう》を人工的に拡げ、薬剤で陣痛《じんつう》を誘発させ、出産という形で中絶することになる。人工中絶と言いながら、それは通常の出産と変わらない。7ヵ月の胎児は中絶により母体から外に出されても、外見上は通常の赤ちゃんと同じで、自分で呼吸をして、オギャー、オギャーと泣き出すことがあった。産婦人科医は赤ちゃんをそのまま放置し、水に漬《つ》け、あるいは薬物を注射して合法的に殺していた。それはあまりに残忍な行為であった。

菊田はこの胎児殺し、赤ちゃん殺しの問題に悩んでいた。そして胎児を救うには「赤ちゃんを実子として他人に斡旋するしかない」と確信するに至った。実子として他人に赤ちゃんを斡旋する行為は違法である。しかしたとえ違法行為であっても、人間として、医師として間違った行為とは思えなかった。むしろ当たり前のことと思えた。

菊田は人工中絶を希望する妊娠7ヵ月以上の母親に子供を出産するように説得した。そして生まれてきた赤ちゃんを、子供のいない夫婦に実子として斡旋していた。そのためには「ニセの出生証明書」を発行しなければいけない。つまり菊田昇の赤ちゃん斡旋は、違法を承知の上での行為だった。

昭和48年当時は、第二次ベビーブームのさなかである。妊娠が分かると医師は「おめでとう」と言うように、通常の女性は妊娠を知って喜ぶはずである。しかし妊娠を喜ぶ女性もいれば、悲しむ女性もいた。現実には妊娠しても出産を望まない女性がたくさんいた。出産を望まない女性には多くのパターンがあった。子供が多すぎて経済的に養っていけないと訴える母親。同棲相手が蒸発してしまい、父親のいない子供を産みたくないと訴える女性。性の知識が乏しいため出産間際《まぎわ》になって何とかしてくれと泣きつく若い女性。それらはいずれも妊婦にとって切実な問題であった。

当時の性教育は皆無《かいむ》に等しく、避妊に対する知識は乏しかった。マスコミは女性の性の解放を叫びながら、その一方、避妊に対する教育はなされていなかった。避妊に対する情報が少なく、そのため不幸な妊娠を背負ってしまう女性が多くいた。性道徳は荒れているのに、性行為の結果である妊娠という現実についてはほとんど取り上げられなかった。マスコミは婚前交渉を時代の最先端のようにもてはやしながら、その一方では性交渉に伴う妊娠というリスクを隠し、未婚の母親をふしだらな女性と決めつけた。また人工中絶が許されるのは妊娠7ヵ月までであることを知らない女性が多く、出産間際になって妊婦はあわてて産婦人科に駆け込むのだった。

望まない妊娠

昭和48年当時は、同棲時代、内縁時代、フリーセックス、ウーマンリブなどという言葉がもてはやされ流行語になっていた。中学生や高校生までもが妊娠して産婦人科に駆け込むというケースがあった。性行為が愛の証であるかのように雑誌は書き立て、性行為を推奨《すいしょう》するかのように映画はつくられた。中学生や高校生は性行為を本能のまま行えても避妊の知識は乏しかった。たとえ避妊を知っていても、彼らがコンドームを買いにゆくのは抵抗があった。そしていったん妊娠が発覚すると、女子学生にはろくでもない不良学生とのレッテルが貼られ、学校は彼女を切り捨てることで問題の解決をはかった。このように国全体が経済の高度成長にうかれ、セックスを煽《あお》りながら、セックスの現実と結果に対してはあまりに無責任であった。

妻子ある男性に離婚を条件に身体を許しても、妊娠末期になって約束を守らず逃げてしまう男性が意外に多かった。「妊娠を知ったとたん、男性はその女性を嫌になる」という身勝手なパターンであった。女性は望まない妊娠をしたまま取り残され、大きくなる赤ちゃんをお腹に宿しながら途方に暮れるばかりとなった。困り果てた妊婦は、お腹のなかの子供をどうすることもできず、出産間際になって産婦人科に駆け込むのだった。そして「何とか胎児を始末してほしい」と泣き叫びながら医師に懇願するのだった。

当時は日本の経済が高度成長期に入ったばかりである。外国の恋愛小説や映画が大量に輸入され、若者はその影響を受けていた。しかし社会は恋愛そのものを大っぴらに受け入れる状態ではなかった。日本の結婚はまだ見合い結婚が多く、恋愛結婚という欧米の形態は現在ほどではなかった。まして日本の女性はひとりで私生児を育てる経済力はなく、私生児、父なし子の存在を受け入れる時代でもなかった。日本の社会も家族も、私生児を恥とし、その存在さえも闇に葬ろうとしていた。現在でも私生児を産み育てることに対して独特の伝統的嫌悪感を持つのが日本社会である。

さらに妊娠7ヵ月までは中絶は可能であったが、妊娠7ヵ月を過ぎれば中絶そのものが母体にとって危険だった。優生保護法も妊娠7ヵ月を過ぎた堕胎《だたい》を認めていなかった。そのため子供を希望しないのに産まざるを得ない不幸な女性がいた。これは菊田産婦人科医院に限ったことではなく、全国の心ある産婦人科医を悩ましていた。

菊田昇が開業したばかりのころは、妊娠8ヵ月の人工中絶をすべて断っていた。しかし断られた妊婦は他の産婦人科を受診して堕胎し、このような妊婦は産婦人科医の仲間で話題になっていた。妊娠後期の人工中絶は胎児の生命を奪う行為であったが、それが平然と闇で行われていた。このことを知った菊田は愕然《がくぜん》となった。それは人工中絶ではなく、赤ちゃん殺しに思えたのだった。

このように自分の意思に反して妊娠した女性たちを救うためには駆け込み寺が必要だった。ひとつは妊娠8ヵ月でも違法を承知で人工中絶を行う医師である。妊娠7ヵ月を過ぎた堕胎は法律では禁止されていたが、闇で堕胎を行う産婦人科医がいたことは事実である。もうひとつの駆け込み寺は、菊田のようにニセの出生証明書を発行し、実子として別の夫婦に養子に出してくれる医師であった。どちらも違法行為であったが、前者は赤ちゃんの生命を奪う行為で、後者は赤ちゃんの生命を守る行為であった。

菊田は「子供を殺してください」という妊娠7ヵ月を過ぎた妊婦に、「本当に殺したいのか」と訊《き》いた。たとえ望まない子供であっても、妊婦は自分の子供を本当に殺したいとは思っていない。子供を産むことに抵抗はなかった。

抵抗があったのは戸籍の問題であった。出産の秘密が自分の戸籍に載れば、もう新たな結婚は望めない。生活力のない女性にとって人生すべてが万事窮すとなる。私生児出産の烙印《らくいん》を押されることになった。そのため殺すか、捨てるかの選択しかなかった。このような妊婦に対し、菊田は「ここで堕《おろ》すのは殺人と同じだから、子供をほしがっている夫婦のために丈夫な赤ちゃんを産んでほしい。危険なところに捨てるより、安全な菊田医院に捨てなさい。あなたの戸籍は汚さないようにします」と説得して出産させた。多くの妊婦は菊田の説得に従い、生まれた赤ちゃんは他人の夫婦に実子としてもらわれていった。

赤ちゃん受難の時代

菊田が赤ちゃん斡旋の新聞広告を出した昭和48年は、赤ちゃんをコインロッカーに捨てる嬰児《えいじ》の遺体遺棄《いき》事件が頻発《ひんぱつ》していた。昭和48だけでコインロッカーに捨てられた赤ちゃんは43人である。「コインロッカーベービー」という言葉が流行語になっていた。人工中絶を受けず、運よく生まれたとしても、赤ちゃん殺しや赤ちゃんの死体遺棄事件が当時多発していた。このように出産したばかりの赤ちゃん殺しは、発覚したものだけで年間約200件に達していた。

生まれたばかりの赤ちゃんは人目を避けて川や林に捨てられ、また街中では駅やデパートのトイレやゴミ箱に捨てられた。川や林に赤ちゃんを捨てる母親は完全に母性本能を喪失していた。人目につく所に捨てた母親は誰かに育ててもらうことを期待してのことであるが、しかしどのような事情があるにしても許せない行為だった。日本では大人が殺されれば大騒ぎになるのに、赤ちゃんが殺されても、同じ人間でありながら世間の関心は薄かった。母親が赤ちゃん殺しに走る社会的背景を世間がある程度理解していたからである。

戦前は「産めよ増やせよ」の国策により、性行為は子供を産むための行為とする概念が強かった。しかし戦後になると、「性行為は性の享楽《きょうらく》を求めること、男女の愛の表現方法」と変わっていった。それでいて避妊に対する知識は乏しく、望まない妊娠という現実が日本中に溢《あふ》れていた。自分だけは妊娠しないという思い込みによる失敗、そして消費文化を象徴するかのように、不用品を捨てるような感覚で赤ちゃんが捨てられていった。このような自己中心的風潮に性道徳の低下が重なり、堕胎、嬰児殺し、嬰児遺棄、捨て子事件が頻発していた。また発作的に赤ちゃんを殺し、その罪悪感から赤ちゃんを追うように自殺する哀れな母親もいた。

昭和47年の警視庁の統計によると、母親の赤ちゃん殺しの動機は、未婚者の8割が世間体を恥じて、既婚者の4割が貧困によるものであった。わが子であれば自分の意のままに赤ちゃんを処分してしまう、自由の意味をはき違えた未熟な母親が多かった。

この現象を母性本能の喪失と単純に決めつけることはできない。赤ちゃん殺しには、本来、出産させた男性にも責任があるからである。赤ちゃん殺しは母親だけが追い詰められた結果であるが、女性を妊娠させた男性は、妊娠を知ると女性を突き放し、責任を逃れようとする。男性が女性と同じように責任を持つならば、このような悲劇は起きないはずである。男性の責任は追求されず、女性ばかりが性交渉の結果に対して責任を追及された。婚前交渉については男性に甘く、女性に厳しい社会であり、男性は妊娠から逃れられても、女性は決して逃れることはできなかった。

男性の戸籍にも子供の記載がなされれば平等といえる。しかし男性の戸籍はきれいなままで、騙《だま》された女性だけが傷つくような法律であった。

明治初年に戸籍法が制定されて以来、未婚の母親であっても、養子に出した母親であっても、出生の事実が女性の戸籍に明記されれば生涯消えることはない。父親の名前は分からなくても、子供を出産した母親の戸籍には子供の名前が記載されるのである。

出産を希望しない女性が一番恐れたのは、この紙切れ一枚にすぎない戸籍の問題だった。戸籍を汚してしまった女性の人生は終わったに等しかった。未婚の母親は世間から白眼視され、親戚中の恥とされた。戸籍を汚すという言葉は、未婚の母親に対する社会の根強い偏見を意味していた。未婚の母親はふしだらな女と非難され、養子に出す母親は身勝手な母親と非難された。彼女らはそれを避けるために妊娠7ヵ月を過ぎても人工中絶を希望し、望まない胎児を腹に抱えながら必死で堕胎を迫ってきた。

なぜ赤ちゃん斡旋を始めたか

このような不幸な妊娠がある一方、子宝に恵まれない夫婦もいた。夫婦10組のうち1組は不妊症の夫婦である。不妊症の原因が夫の精子にあろうが、妻の子宮にあろうが、不妊症の夫婦にとって不妊が分かることは絶望的なことだった。子供のいない夫婦の悲しみは、子供を持つ夫婦には想像できないことである。何組かの夫婦が集まれば子供の話題ばかりとなり、子供の話題に入れない夫婦がその場にいることは拷問に等しかった。何としても子供がほしいと思う夫婦も多くいて、このような不妊症に悩む夫婦も菊田産婦人科を受診していた。

菊田は、不幸な妊娠で生まれた赤ちゃんを戸籍に載せず、ただちに母親から切り離して他人とした。そして子供をほしがる身元の確かな夫婦に実子として斡旋していた。つまり実の母親の戸籍を汚さず、養子を希望する新しい両親に実子として斡旋したのである。そのためにはニセの出生証明書をつくることが必要であった。しかしそれは明らかに戸籍法違反の確信犯であった。

赤ちゃんを捨て子として届ける方法もあったが、その方法では産みの母親は警察から追われることになった。また捨て子の場合は少なくとも2年間は施設に収容され、産みの母親の出現を待つことが義務づけられていた。子供のほしい夫婦は、赤ちゃんの時から育てたいと願っている。また子供が2歳になってからの養子縁組では、養子であることが周囲に分かってしまう。そのため出産直後にもらった母親が産んだことにするのが一番現実的であった。

菊田はこの違法行為を自分だけの問題ではなく、世間一般に問う必要性を感じていた。何万人という赤ちゃんを救うためには、自分の違法行為を正当な行為として社会に認知させ、法律を変えるしかないと考えていた。戸籍に子供の出生の秘密が書かれるから、母親は胎児を中絶し、赤ちゃん殺しが起きる。その赤ちゃんを救うためには、実子として斡旋するしかない。日本中の赤ちゃんを救うためには、実子斡旋を認める特例法が必要であった。

この事件に至るまでの菊田の人生について簡単に振り返ってみる。菊田昇は大正15年5月31日、地元の宮城県石巻市に生まれた。石巻市は太平洋に面する漁港、貿易の街である。子供のころは頑固なまでに正義感が強かった。自分の信念を曲げることを知らず、先生が間違ったことを言えば、とことん調べその間違いを指摘した。それは正しいことを正しいとする勇気、大きなものに挑戦する勇気といえたが、逆に言えば、独断性が強く融通《ゆうずう》がきかなかった。旧制石巻中学時代は文科系が好きだったので歴史学か法学への進学を考えていた。しかし昭和18年、徴兵年齢が引き下げられ学徒出陣令が出たため、石巻中学を卒業すると東北大学付属医学専門部に進むことになった。

昭和24年、東北大学付属医専を卒業すると同大学産婦人科に入局。昭和31年に東北大学より学位を授与されると秋田市立病院に1年間勤務し、昭和33年から菊田産婦人科医院の看板を掲げて、石巻市で開業することになった。産婦人科として開業すると、大学病院とは違った患者が多く来院することが分かった。大学病院では婦人科の病気や出産だけを扱っていたが、開業すると人工中絶を希望する患者があまりに多かった。そこで初めて人工中絶という闇の社会に直面したのだった。日本は堕胎天国と呼ばれるほど中絶が多く行われていた。

昭和45年の厚生省の推定では、優生保護法による人工中絶は75万件以上、ヤミで行われている人工中絶を加えると少なくとも100万件を越えていた。だから田舎の開業医にも人工中絶を求める患者が押し寄せてきたのだった。年間100万ともいわれる胎児が闇から闇に葬り去られていた。当時は年間1万人が交通事故で死亡し、2万人が自殺で死亡していた。年間100万人の人工中絶、これはアウシュヴィッツの虐殺をはるかに上回る数であった。

菊田は妊娠7ヵ月を過ぎた人工中絶は殺人に等しいと思うようになった。産婦人科の仲間に相談しても、心情を理解してくれたが、法律の改正は政治家や法律家が行うことだとして相手にされなかった。たとえ貧困による中絶であっても、また祝福されない妊娠であったとしても、赤ちゃんには生きる権利があるはずだった。この問題に菊田は心を痛めていた。そして開業した翌年から密かに赤ちゃんの斡旋を行っていた。

あえて一石を投じる

しかし自分だけが赤ちゃん斡旋を行っても問題の解決にはならない。多くの赤ちゃんの命を守るためにはこの問題を世に問うべきである。地方紙に出した「赤ちゃん斡旋」の小さな広告にはその強い信念と決意が込められていた。世の矛盾を正すため、自分が泥をかぶっても、違法行為を承知で世に問いかけようとした。

新聞広告の翌日、4月19日に運命の日がやってきた。午後3時ごろ毎日新聞の藤岡記者が菊田医院を訪問し、あの広告の内容を知りたいと取材を申し込んできた。藤岡記者は捨て子の斡旋だろうと軽い気持ちで訪問したのだった。菊田は診察中だったので、「診察が終わってから説明する」と言って藤岡記者を待たせていた。診察の終わる夕方5時ごろになると、朝日新聞の記者も面会を求めてきた。

「生まれたばかりの男の赤ちゃんを、わが子として育てる方を求む」。この広告に書かれたわが子とは、実子を意味するのか、養子を意味するのか、広告ではこの点が曖昧《あいまい》だった。もし「わが子」が養子を意味するのであれば何ら問題のない広告であった。しかし、それが実子を意味するのであれば明らかに戸籍法違反となってしまう。広告では「わが子」の意味を曖昧にしていたが、その言葉の意味によっては菊田の立場は、合法、非合法という大きな違いがあった。

もちろん菊田はそのことを十分に承知していた。そして毎日新聞、朝日新聞の記者が全国版で報道してくれるならば、「わが子とは実子を意味する」と言うつもりだった。菊田は「赤ちゃん斡旋」を国民的問題として提起したかった。もし全国版に載らず地方版の小さな記事で終われば、赤ちゃん斡旋事件は一人の田舎医師の罪の告白として失笑を買うだけと思った。菊田は何としても社会的問題として日本全国にこの問題を投げかけたかった。個人の力ではどうすることもできない問題を世に問い、養子制度そのものを変えてほしかった。

菊田は毎日新聞、朝日新聞の記者を前に、「もしあなた方が、この事件を全国版で報道してくれるならば包み隠さず本当のことを話す」と条件を出した。無名の医師が天下の大新聞に注文をつけたのである。毎日新聞の藤岡記者は本社に連絡をとり、全国版で報道することを約束してくれた。そこで菊田は藤岡記者に本当のことを述べたのである。

つまり「わが子とは実子を意味している」と公表し、ニセの出生証明書を書き、赤ちゃんを養子ではなく実子として他人に斡旋していると告白した。さらに、「戸籍法違反である赤ちゃんの斡旋をこの10年間で約100件行ってきた」と述べた。

田舎の開業医でさえ10年間で約100件の違法行為である。この数値は何を意味しているのだろうか。100件の違法行為は100人の赤ちゃんの命を救ったことを意味しており、救われた赤ちゃんと同じような危機に置かれ、生命を断たれた胎児は全国で何百万人いるという現実を示していた。菊田は違法行為を承知で胎児の生命を救ったが、大多数の胎児は合法的に殺されていた。

菊田の行為は、赤ちゃんの生命を守る行為であっても明らかに戸籍法に違反していた。この生命を守るための違法行為が本当に間違った行為なのか、菊田の目的はただひとつである。日本から胎児殺しをなくすために、赤ちゃんの生命を救うために、実の親子関係を断絶させ、育ての親を実親とする法律をつくることであった。自分は間違っていない、間違っているのは法律なのだ。そのためには自分が罰せられても、自分の違法行為が新たな法律をつくるきっかけになればよいと思った。

広がる波紋

この赤ちゃん斡旋事件は、翌日の毎日新聞全国版トップ記事として大々的に報道された。菊田昇の行為は法律的には違法であったが、その信念は毎日新聞の報道と同時に日本中に大論争を沸き起こした。その反響はすさまじいものであった。新聞ばかりではなく、テレビのニュースやワイドショーが菊田の主張や行動を報道した。「赤ちゃん斡旋事件」は一夜にして大きなうねりとなって全国に波紋を呼んだ。法律を形式的に守ることが医師として正しいことなのか、違法行為でも赤ちゃんの生命を守ることが医師として正しいことなのか。間違っている法律が国民の不幸を呼んでいるのならば法律を変えるべきではないか。それとは逆に、たとえ法律が間違っていても、法律は法律として守るべきではないか。あまりに突然の事件に日本中が騒然となった。

事件発覚時、多くのマスコミは菊田の行為を支持していた。新聞の解説でも支持する内容がほとんどであった。テレビのワイドショーでは見識者は菊田の行為を支持し、法律家は菊田昇の違法性を解説したが、その行為を非難する者は少なかった。日本中が冷静さを失い、マイクを向けられたコメンテーターは直観的に菊田を支持した。

地元の社会党宮城県本部石巻支部は4月23日、「法律的には問題はあるが、基本的には支持する」と表明。コメントを求められた各政党もほぼ同じような支持を述べた。

また地元では「菊田先生を支援する石巻市民の会」が結成され、4月24日朝には、「中絶は殺人だ」「勇気ある生命尊重の先生」と書かれたビラ2万枚が石巻駅前で配られた。しかしこのことが地元の産婦人科医を激怒させることになった。このビラをまいた支援者は人工中絶そのものを殺人と考える団体だった。彼らは菊田の考えとは関係なく、堕胎そのものを殺人と受け止め「やたらに中絶する赤ちゃん殺しの医師と、赤ちゃんの生命を守った医師のどちらが立派でしょうか」と勝手に応援した。地元の産婦人科医にとっては、この「菊田先生を支援する石巻市民の会」の運動は、菊田だけが良い医師で、中絶を行う自分たちは悪い医師であるという大きな誤解を世間に与えたと受け止め、そして彼らの怒りを引き起こすことになった。

菊田は中絶をしない良い医師と宣伝されたが、実際には6ヵ月までの胎児の中絶を行っていた。しかも人工中絶によって高額所得者に名前が載せられていた。決して人工中絶そのものを否定してはいなかった。他の産婦人科医と同じ診療を行っていたが、菊田昇の主張はゆがめられて宣伝された。このように「菊田先生を支援する石巻市民の会」の行動が大きな誤解を呼び、地元の医師会、産婦人科医会との間に大きな溝をつくった。

事件発覚と同時に、地元の医師会、産婦人科医会は菊田を呼びつけ、この赤ちゃん斡旋問題へのコメントを控えるように注意した。それは彼の独走を押さえるためだった。しかし彼の発言を押さえながら、地元の医師会、産婦人科医会は赤ちゃん斡旋の是非について対応できずにいた。菊田の行動を支持するのか支持しないのか、正しいことなのか間違ったことなのか、何度も議論を重ねたが結論は出なかった。最初のうちは菊田医師を守ろうとする意見が多かったが、反対する意見もあった。結局、地元医師会は赤ちゃん斡旋事件の是非について判断できず、マスコミ、世論の動きを横目で追いながら風見《かざみ》鶏《どり》の対応を決め込んだ。そして上部組織の日本医師会、日本産婦人科学会の発言を待った。

この「赤ちゃん斡旋事件」は国民的な大きな関心を呼んだ。菊田は毎日新聞の記事と同時にマスコミに引っ張り出された。地元医師会は発言を控えるようにとクギを刺したが、マスコミはそれを許さなかった。マスコミは菊田産婦人科医院に押しかけコメントを求めた。電話は鳴りっぱなしとなり、電話の声は勇気ある菊田を支持する内容がほとんどだった。そして菊田医師から実子を斡旋してもらった親は、もし必要ならば菊田医師の正しさを証言すると申し出た。

赤ちゃん斡旋事件がこれほどの波紋を呼んだのは、母性失格、性道徳の荒れ、不幸な出産と嬰児殺しという社会的背景があったからである。このような風潮のなかで、菊田昇の「いのちを救うためには法律を犯すこともやむなし」「母親の戸籍に子供の出生の秘密が書き込まれるので悲劇が起きる。実子斡旋は子供を救うための緊急避難措置」という言葉には説得力があった。はたして菊田医師の違法行為は正しい行為なのか、マスコミを中心に想像もつかないほどの議論の渦が巻き上がった。

国会に呼ばれる

昭和48年当時は、母子家庭への福祉政策、託児所などは皆無に等しい時代だった。そのような時代に突然飛び込んできた「赤ちゃん斡旋事件」は社会問題となり、菊田はマスコミのスポットライトを浴び、多くの取材を受けた。これだけの大問題である。事件発覚から数日後には国会で取り上げられた。4月24日、菊田は参議院法務委員会に呼ばれ、そして「赤ちゃん斡旋事件」の動機について説明することになった。

参考人席に座った菊田昇にテレビのライトが集中した。参議院法務委員会では菊田に対する質問形式により尋問が行われた。

まず社会党の鈴木強委員が質問に立った。

鈴木議員「この事件は堕胎天国、子捨て時代といわれる世相と法律のギャップを浮き彫りにした事件なので、深くメスを入れ対応を見出すべきである。先生は現行の憲法、医師法に違反までして赤ちゃんを他人に斡旋したというのは事実ですか。事実ならは、それなりの理由、決意、信念があると思うが、述べていただきたい」

菊田昇「私は、この行為が法律に違反していることを素直に認めます。しかし妊娠7ヵ月以降の生存可能の胎児を助けるためには、これ以外に方法はないのです。法律を犯すこともやむを得ないと判断しました」

鈴木議員「医師の立場として人工中絶をやめさせ、なんとか出生させることは医師の責務だと思うので異論はない。しかし法律的には養子縁組の制度があるのに、なぜ戸籍を誤魔化《ごまか》す方法をとったのか」

菊田昇「養子縁組ができればそれを選びました。しかし今の養子縁組では現実的には解決できないことが多いのです。もらう側は実子としてもらいたい、産む側は戸籍を汚したくない。このように希望している母親がほとんどだからです」

鈴木議員「私はあなたの行為を責めているわけではありません。では育ての親の適格性をどのように判断するのか」
菊田昇「赤ちゃんがほしいと何度も頼みにくる親の熱意で判断した。できれば家庭裁判所の判事に立ち会ってもらえるような制度ができればと思っている」
鈴木議員「なぜ新聞広告を出したのか」
菊田昇「女の子を望む人は多いが、男の子は引き取り手が少ないからです」
次に自民党の玉置和郎委員が質問に立った。玉置委員は優生保護法を改正による人工中絶廃止を唱える議員であった。質問の前に「菊田昇先生の行為に私は心を打たれた」と前置きを述べて質問に移った。
玉置議員「先生の行為は妊娠7ヵ月以上の胎児を殺さないためであり、公文書不実記載は刑法の緊急避難に値する。先生のやり方は誰も実害を受けていないのだから、刑事責任は受けないと思う」
菊田昇「ありがたいご配慮です。全国の産婦人科医も力を得るでしょう。何10年も前の法律が現実に合わないのであれば、犠牲者の数を増やしてしまう。立法府の先生たちはきちんとこのことを捉えてほしい」

玉置議員　「養子であることは知らせない方がよい。育ての親も、産みの親が取り返しに来るのではないかと心配しないですむ。この点についてはどうでしょうか」

菊田昇　「全く同感です」

このように鈴木強委員、玉置和郎委員は菊田昇を支持する発言を行ったが、3番目の社会党の佐々木静子委員は菊田昇を支持しない立場から質問に立った。

佐々木議員　「妊娠7ヵ月以上の胎児を殺さないという人道的立場は分かるが、正式に養子という方法があり、養子として子供をもらいたい人がたくさんいるのに、なぜ違法の手段をとったのか。ニセの出生証明書は養子縁組より法的に不安定と考えるが」

菊田昇　「生んだ母親が子供を養子に出しても、産みの母親の戸籍に子供の名前が記載され、戸籍が汚れてしまう。生んだ母親は戸籍が汚れ、いずれ過去が知られてしまうことを一番恐れている。また育ての親も、実母が子供を取り返しに来ないか不安になってしまう」

佐々木議員　「生命を守るという人道的な気持ちは理解できるが、ウソの出産届が子供の幸せにつながるとは思えない。広告が出た夜に、申し出た人にすぐ引き渡すなど、親の選定に問題があるのではないか」

菊田昇　「子供を殺してくださいということが、子供をやってもよいという意思表示と理解している。さらに子供をほしいというのは、その熱意で判断できます」

佐々木議員　「養子縁組だけでなく、里子制度もある。戸籍をいつわるような実子斡旋を合法化するような方向に暴走しないでほしい。現行の法律のワクで解決すべきだと思う」

菊田昇　「子供を殺そうと決めた母親を説得する場合、そのような理屈では母親を説得できない」

佐々木議員　「どのような基準でもらい手の親を決めているのか」

菊田昇　「片方は殺してくれ、片方はわが子にしてくれ、と言っているのだから、それほど難しい判断ではない」

参院法務委員会はおおむね菊田に好意的であった。また菊田は現代の子殺しの実情や、実子特別法の必要性を訴えた。自分の行為は他人の目から見れば悪いかもしれないが、神様から見れば喜んでもらえる行為という自信があった。

好意的な反応

菊田が赤ちゃん斡旋を公にしたのは、赤ちゃんの命を守りたかったからである。そのためには法律を改正して政府の力で赤ちゃんの命を救い、社会の力で赤ちゃんを守ってほしかった。実子特別法案、家庭裁判所による実親の斡旋などの制度をつくってほしかった。日本人の意識を変えるよりも制度を変えるほうが近道だと考えていた。現行の法律が不幸をつくっているならば、法律を変えれば不幸は減るはずである。そのためにはまず戸籍法を変える必要があった。もらい子を戸籍上の実子として認めてほしい、それは現行の戸籍法に大きな改革を迫るものであった。

「子供の命を助けるには、子供をほしがっている夫婦に実子として世話をする以外に方法がない」という菊田の主張には説得力があった。赤ちゃんの生命、産みたくない母親、産めない母親、戸籍上の問題、これらをめぐって全国的な議論が巻き起こった。マスコミでは多くの著名人や評論家がこの問題に対しコメントを述べた。

作家の遠藤周作は「人命尊重の観点から、菊田医師の行為は結構なことだと思う。法律違反というが、法律は人間のためにあるのだから改正すればよい。菊田医師の勇気に敬意を表したい」。作家の佐藤愛子は「最近、赤ん坊を簡単に殺したり、捨てたりする事件が相次ぎ、人命を物のように考える風潮が広まっている。菊田医師の行為は、そのような風潮に対する警鐘《けいしょう》になると思う。人間の命を尊ぶ気持ちに胸を打たれた。菊田医師によって、はじめて生命の尊さを知らされた女性も多いのではないか。法律で片付けてよい問題ではない」

警察庁刑事局長は「形式的には公正証書不実記載になるが、子供をもらった家庭の幸せを破壊する恐れがあるので慎重に対応したい」と述べた。また田中伊三次法務大臣は「子供の幸福を考えれば、罰則を必しも適用しなくてもよいのではないか」と発言した。また参議院の法務委員会は「正面きって言えば戸籍にウソを登録するわけだから、けしからんと言えばそのとおりであるが、周囲が平穏を保たれているならば、取り立ててけしからんという必要はない。こっそり行われている方がよいのではないか」というコメントを出した。

毎日新聞（昭和48年5月23日）は、衆参両院の社会労働、法務の両委員会のメンバーである65人の国会議員の回答として次のような調査結果を発表した。菊田医師の行為について「生命は何よりも尊い。高く評価する」とした委員は23人、「やむを得ぬ行為と認める」と条件付き賛成派は17人、「賞賛も批判もできない」との中間派は11人、「新聞広告まで出したのは、善意ある勇気どころか、批判すべき蛮勇《ばんゆう》だ」という批判派が11人、全体の6割以上が赤ちゃん斡旋を支持していた。また法的問題については「違法だが責任の追及は差し控える方がよい」が36人、「胎児の命を助けたのだから、刑法37条の緊急避難に当たり違法性はない」が16人、「法治国家である以上処罰は当然」が16人で、80%が菊田医師を処罰する必要はないとした。

菊田の行為が子供の生命を救おうとする勇気ある行為なのか、あるいは医道に反した逸脱《いつだつ》行為なのか、評価は二つに分かれたが、世論、マスコミは菊田に好意的であった。ある新聞は菊田が赤ちゃん斡旋をしているのは金儲《かねもう》けのためだと報道した。しかしそれは間違いであり、その新聞社はすぐに謝罪している。それだけ日本中がこの問題で混乱をきたしていた。菊田の行為は違法行為であるから、法務省の見解が注目された。

最初のうち法務省は曖昧な態度だった。しかし時間が経つうちに、司法当局は菊田の行為の善悪は別として、違法行為は違法行為として罰すべきとの考えに傾いていった。現行の法律が悪いかどうかは別問題で、現行の法律に違反しているかどうかが問題になった。法務省は類似行為が続発した場合、戸籍の信頼性が薄れることを最も心配した。

コメントを求められた医師は「実の親が分からないと、将来近親結婚の恐れがある」

と指摘した。この近親結婚の問題は意外に障害になったが、人工授精によって他人の精子をもらう母親は、相手が誰なのか分からない。人工授精を認めながら、それを問題にするのは、おかしな理屈といえる。

ちなみに欧米の戸籍は親の名前を書く欄はひとつだけで、産みの親が誰なのか、育ての親が誰なのか分からないようになっていた。養子であれ、里子であれ、子供は戸籍に書かれた親を実親と信じるシステムになっている。欧米の養子縁組は公的機関が双方の親を審査し仲介する仕組みである。そのため養子の実親が誰なのかは永久に分からず、育ての親が本当の親として扱われる仕組みになっていた。欧米では女性のプライバシーが守られていた。父なし子を産んだ母親や、養子に出した母親の戸籍には出生の秘密は記載されず、日本のように戸籍が汚れるという発想は生じなかった。とくに当時のソヴィエトでは、親の意に反して子供の出生の秘密を漏らした者は処罰されることが法律で決められていた。

実子特例法を推進する機運

日本の養子縁組は欧米とは事情が違っていた。日本の養子縁組は先祖代々の墓を守ることや封建的な家族制度の存続を目的としていた。そして最近では、自分の老後をみてもらうことが動機となっている。日本の養子制度には欧米のように赤ちゃんの命を守るため、子供のためという発想はなかった。日本の養子制度では、もらい子はもらい子として、実子とは差別されていた。たとえば実子であれば親の都合で離縁できないが、もらい子は親の都合で離縁することができた。このことは遺産相続の際にしばしば問題になった。実子が親を説得してもらい子を離縁させれば、実子が遺産を独占できたからである。

またカトリックの国々では、人工中絶は神から授かった胎児を殺す行為とされ禁止されている。胎児は受精した瞬間から罪のない人間として扱われていた。その点、日本は堕胎天国である。親の都合によって簡単に堕胎した。それには宗教の違い、文化の違いが根底にあった。

日本は奈良時代から明治時代まで間引き《まび》(嬰児殺し)という言葉が使われていたように、赤ちゃんの生存権は親が握っていた。日本では「霊魂は成長するにしたがって授けられる」という考えがあり、赤ちゃんの人権を軽く見ていた。この考えは現在も生きており、人工中絶をさほど罪悪視しない風潮がある。たとえば妊婦が殺されても殺人罪を問われるのは妊婦本人だけで、胎児の命はたとえ出産直前であっても刑法上は無視されている。このように胎児の人権は法律上は中途半端な状態となっていた。

昭和48年4月5日、こどもの日に「赤ちゃんを守る国会議員懇親会」が設立された。玉置和郎、山下春江、楠正俊、藤原道子、小平芳平が準備委員となって党派を超えて活動することになった。赤ちゃんの問題はイデオロギーを超えたヒューマニズムの問題であるとして、「揺りかごから墓場まで」に代えて、これからは「胎内から墓場まで」というスローガンを掲げた。そして乳児院を見学し、今後の対策を協議することになった。

また昭和48年11月12日、「実子特例法推進委員会」が発足した。このグループは委員長に元都議会議員の玉井省吾、事務長に藤井英一、顧問に中川高男教授が就任し、学者、弁護士、医師、牧師、市民など多数が参加した。そして次のような声明文を発表した。

「私たちは日本の社会が「子殺し天国」といわれている現状に深い怒りを抱いてきた。しかし、その原因と対策については、まったく把握するすべがなく、手を拱《こまね》いている以外に道はなかった。今回、菊田医師の生命尊重の説話と、同医師の『私は殺せない』の著書により、「子捨て」「子殺し」の最大の原因が血縁偏重の現行民法、および戸籍法であり、これを一部改正し「実子特例法」を立法化することにより、殺されかけている赤ちゃんと、「子捨て」「子殺し」の瀬戸際にある女性を救済し得ることを確認した。

さらに同法が制定されれば、その後の赤ちゃんの幸福も保障され、不妊症の多くの夫婦や家庭に光明をもたらすことを知るにおよんで、私たちはこの人間愛にもとづく法改正が1日もすみやかに実現されるように運動を展開し、広く全国民に訴え、政府ならびに国会に要望するものである」

この「実子特例法推進委員会」によって本格的な市民運動が始まった。各地に支部が結成され署名活動が始まった。この活動は日本だけでなく、外国でも報道された。そして12万人の署名が集まった。「実子特例法推進委員会」には全国の善意の人たちが協力を惜しまなかった。とくに公明党宮城本部、東京母の会連合会、沼津市の善意銀行、四国、九州の生長の家、東京のあゆみの会、その他多くの団体、個人が協力した。

すべての新聞は赤ちゃん斡旋事件についての社説を掲載した。社説は新聞社としての公式見解であり、そのためこの問題に対して明確に賛成、反対を表明できず、優等生が書いた玉虫色の論調が多かった。そのなかで毎日新聞だけが次のような社説（昭和50年3月20日）を掲げ、菊田支持を訴えた。

われわれは赤ちゃんの生命を守るため、自分の医院で生まれた赤ん坊を、他人の夫婦に実子として世話をしてきた菊田医師の現場からの切実な要請に、もっと耳を傾けるべきと考える。さらに、世界の養子法が、いまや実子特例法の時代であるという現実をみるとき、なおさらそのことを強調せざるを得ない。とりわけ昨今は、戦前の多産時代とは違って、養子を欧米並みに、孤児、私生児に求めざるをえなくなっている。したがって「出生の秘密を知って」の悲劇は、今後ますます多くなる傾向にあるといってよい。もともと、菊田医師が「実子特例法」の設定を主張する根本的な発想は、子捨て、子殺しを制度的になんとか防止したいという体験で得た教訓からきている。養子縁組の歴史は捨て子の歴史に始まるといわれるが、現代ではその捨て子の本当の幸福を考えた場合、子を実親と断絶し、養親の実子とするのがもっとも望ましいという結論に到達したのである。子供の生命と幸福がおびやかされているとき、この子供に新しい親を用意することは、なんら不都合なことではあるまい。「実子特例法」は、それを法的に認めようというものに過ぎない

新聞には解説、社説だけでなく、多くの読者からの投書が掲載された。各新聞社はバ

ランスをとるため菊田医師の違法行為に賛成、反対の両意見を掲載したが、もちろん賛成の意見の方が多かった。

人間はいつから人間か

石巻署はこの赤ちゃん斡旋事件に戸惑いを覚えていた。もし違法行為として捜査に乗り出せば、直接子供に影響を与えるからである。最初に斡旋した子供は、すでに高校生になっていた。捜査の過程で高校生が出生の秘密を知ったらどうなるか、そのため違法行為であってもそれを捜査するかどうか決めかねていた。

菊田はマスコミが動けば世論の賛同が得られ、そうすれば日本医師会が賛成を表明し、法律家の裏付けを得て政治家が動く――このような流れを想定していた。そして国会で戸籍法の改正がなされるものと考えていた。しかし世論とマスコミは菊田を支持する論調が強かったものの、それとは反対に日本医師会と行政は菊田昇不支持の構図に傾いていった。菊田がマスコミで実子法案の必要性を訴えれば訴えるほど、日本医師会は日本医師会の立場を無視する売名行為と受け止めた。菊田が有名になればなるほど、権威者たちのひんしゅくをかうことになった。

政党としては公明党宮城県本部がまず菊田医師を支持する立場で動いた。公明党宮城県本部は「子捨て、子殺し事件は人間性の欠陥とともに、日本古来の戸籍法、養子制度が大きな要因となっている。子供の生命と幸福を守るために実子特別法の早期設定が必要」との声明を出し、この決議は全国の公明党の運動方針となった。

菊田医師の行為は明らかに違法行為であった。違法行為でありながら、誰も告発しないまま年月が経っていった。そして赤ちゃん斡旋事件が発覚してからも、菊田産婦人科医院では赤ちゃん斡旋が継続されていた。

菊田の妻、静江はキリスト教徒であった。キリスト教は堕胎そのものを認めない宗教だったので、菊田に対する静江の理解は十分すぎるものであった。静江は菊田の考えを理解しているだけでなく、静江の愛情が菊田の心を支えていた。菊田はキリスト教徒ではなかった。むしろキリスト教に偽善的なものを感じていた。静江が教会に行くことさえ不快に思うほどであった。しかしいつしかキリスト教に傾倒してゆくようになる。最初は妊娠後期の人工中絶に反対していたが、しだいに人工中絶そのものに反対する心情に傾いていった。

人間はいつから人間といえるのだろうか。それは出産時であろうか、法律で言う妊娠

8ヵ月であろうか、それとも受精の瞬間だろうか。考えれば考えるほど分からなくなった。菊田は人工妊娠中絶をするとき、「私を殺さないで」という胎児の叫びが聞こえるような気持ちになった。

人工中絶は必要悪であり仕方ないとする人がいる。しかしお腹の中に宿ったときから、すでにまぎれもなく生命なのである。生命を宿したときからそれは、お母さんのものでも、お父さんのものでも、国家のものでもない。その生命は赤ちゃん自身のものである。生まれた子供を殺せば殺人、生まれる前なら無罪というのはおかしいのではないか。お腹の中の赤ちゃんを助けたいという菊田の願いはしだいに強くなった。胎児は受精後わずか3週間で心臓の拍動が始まり、4週目にはすべての臓器が形成される。3ヵ月目には指しゃぶりを始める。たとえ子育てが困難でも、ひとたび生命を与えられた胎児は、生きる権利があるはずだと思えた。

世論は菊田医師の行為を好意的に受け止めていた。昭和49年7月の参議院選挙全国区でコロンビア・トップ（下村泰）が日本で初めて「実子特例法」の公約を掲げ当選した。そして「実子特例法推進委員会」の顧問となった。

昭和49年12月、札幌市議会が実子斡旋特別法を推進させるための意見書を採択。これをきっかけにNHKがドキュメント番組で、赤ちゃん斡旋事件を全国に放映した。菊田は生《なま》の映像を通して、実例を挙げ、実子特例法が設定されないかぎり、赤ちゃんの生命を救うことはできないと訴えた。放送は国民の感動を引き起こした。しかし日本母性保護医協会（当時）からは、違法行為を宣伝する菊田に非難の声が挙がった。

産婦人科医の反発

日本母性保護医協会は全国の優生保護法指定医師の団体、つまり人工中絶の免許を持つ産婦人科医師の団体であった。赤ちゃん斡旋事件の発覚当初、日本母性保護医協会は「菊田医師の人間尊重の心情に敬意を賞する」と菊田の違法行為を賞賛していた。しかし発覚1ヵ月後には「菊田医師が胎児の生命を救ったごとくのべているが、安易に英雄的行為のごとくもてはやすことは、目的のためには手段を選ばないとの風潮を助長する恐れがある」と変わっていった。さらに「出生証明書は出産に立ち会った医師が正確に記載すべきで、事実と違う証明書を書くのは誤りである」とした。このように協会の見解が大きく変わったのは、先に述べた「菊田医師を守る石巻市民の会」の団体の影響が大きかった。この団体は人工中絶を止めさせるために、優生保護法の改正を目指していた。菊田医師は人工中絶そのものを否定していたわけではなかったが、この団体のまいたビラが大きな誤解を生んだ。

加えて菊田医師が妊娠7ヵ月の中絶を間違いだと公表したことが日本母性保護医協会を激怒させた。当時の優生保護法では妊娠7ヵ月までの人工中絶を合法としていたが、菊田は妊娠7ヵ月の胎児は母体外で生存可能であり、それを人工中絶するのは間違いであるとマスコミに述べていた。これに対し日本母性保護医協会は妊娠7ヵ月の人工中絶はほとんど行われていないと表明した。しかし妊娠7ヵ月の人工中絶総数は、昭和48年の統計では、1年間で1650件に達していた。この件数は厚生省に届けられた数値で、実際にはその数10倍以上とされていた。協会は菊田が自分たちの恥部をさらした内部告発者として憤慨した。そして実子特例法の制定運動を止めること、実子斡旋を止めることを迫った。もちろん菊田は良心に恥じることは何もないとそれを拒否したのだった。

昭和50年3月、日本母性保護医協会は「赤ちゃんを斡旋するなら養子の手続きを踏むべきだ」と主張し、菊田を除名処分にした。河北新報は「菊田に弁明の機会を与えず、子捨て、子殺しをどうするかの議論もせず、菊田昇を除名したのはあまりに一方的である」との記事を載せた。

菊田は昭和48年にこの事件が起きてからも、黙認されたかたちで赤ちゃん斡旋を続けていた。闇から闇に葬られる胎児を見るに忍びず、斡旋した赤ちゃんの数は220人に達していた。菊田の行為は明らかに違法行為であった。しかし違法行為であっても、誰も告訴しないまま黙認され、赤ちゃん斡旋は暗黙の了解として続けられていた。

日本母性保護医協会との「妊娠7ヵ月の中絶論争」は協会からの一方的な除名処分により解決したように見えた。しかし最終的には菊田が勝つことになる。それは昭和50年11月、田中正巳厚生大臣が妊娠7ヵ月まで認められていた人工中絶を1ヵ月短縮して妊娠6ヵ月までにしたいとコメントし、厚生省事務次官の通達により人工中絶は妊娠6ヵ月までとなったからである。つまり「妊娠7ヵ月に達した胎児は生存可能なのに、ヤミに葬るのは殺人行為である」という菊田の主張が国を動かしたのである。菊田は妊娠7ヵ月の中絶論争で日本母性保護医協会に勝ったのだった。昭和28年に厚生省が妊娠7ヵ月までとしていた人工中絶の基準が23年ぶりに1ヵ月短縮された。医学の進歩により妊娠7ヵ月の胎児は生存可能となったのだから、菊田の主張は当然であった。同じ病院のなかで、医師が未熟児を救おうとして必死になっているのに、隣室では生存可能な胎児に薬物を注射し、バケツに放り込んでいるのは大きな矛盾であった。

しかし協会の主張に勝ってしまったことが、協会の面子《めんつ》を潰《つぶ》してしまった。日本母性保護医協会は日本医師会の産婦人科部会と同じ組織である。菊田昇のスタンドプレーが産婦人科部会、日本医師会の怒りを増大させることになった。当時の医師会は現在の医師会とは違い権威的で面子を重んじていた。菊田の考えが正しいかどうかよりも、自分たちを無視するような菊田の言動を目立ちたがり屋の無礼者と捉えたのである。

赤ちゃん斡旋事件の発覚から4年の間、菊田昇の赤ちゃん斡旋は多くの議論を引き起こしたが、黙認されたままであった。しかし昭和52年になって、ついに愛知県産婦人科医会（会員650人）が菊田を公正証書原本不実記載の疑いで仙台地検に告発した。なぜ遠隔地である愛知県産婦人科医会が告訴したのか。愛知県産婦人科医会は、昭和51年10月に「愛知県の産婦人科医が、子捨て、子殺しをなくすために赤ちゃん斡旋を行う」と宣言したのだった。初めは菊田もやっと同業者が立ち上がってくれたと喜んだ。しかし愛知県産婦人科医会は赤ちゃん斡旋を合法的に行うと宣言し、非合法的斡旋を行っている菊田をマスコミで批判した。愛知県産婦人科医会は親と子の血縁関係を重く見ており、菊田と見解を異にしていた。そこで菊田を日本の伝統的な親子関係を根本的に覆《くつがえ》す者と攻撃したのである。

赤ちゃん斡旋について、菊田と愛知県産婦人科医会のS理事との間で激しい論争が始まった。東海テレビでは菊田とS理事との対立を放映した。この番組は連続放送されるほど大きな反響をよんだ。そしてS理事は菊田の赤ちゃん斡旋に関し斡旋料を取っているような発言をした。さらにS理事と菊田は月刊誌の誌上でも激突したが、現行の法律を変えなければ無意味とする菊田の主張に対し、S理事の反論は弱かった。3度目のテレビ対決でS理事は突然出演をキャンセルし、テレビでは菊田だけが話すことになってしまった。その結果、愛知県産婦人科医会から告訴状が仙台地検に出された。

医業停止処分と全面敗訴

告訴状が出た以上、仙台地検は事件に着手せざるを得なかった。菊田は「赤ちゃん斡旋」でニセの出生証明書を作成したとして公正証書原本不実記載、医師法違反の罪で仙台簡易裁判所に略式起訴されることになった。

仙台地検は菊田の行為を表面上「国民の身分関係を公証する戸籍制度への重大な挑戦」と受け止めた。菊田の主張に対し、法務省は「親の責任放棄を法律で裏付けることは論外である」との見解を示した。赤ちゃん斡旋事件が表面化してから4年目の告訴であった。

もし本当に悪い行為であればすぐに法的処置が施行されたはずである。それが4年間も放置されたのは、司法当局は違法と分かっていても、法的問題として取り上げたくなかったからである。ニセの出生証明書一枚と赤ちゃんの命のどちらが大切かは誰でも常識的に分かることだった。

しかし告訴を受けた以上、法律に則してこの違法行為を罰しなければいけない。裁判所の判決に世間の注目が集まった。そして昭和53年3月、菊田昇は仙台簡裁から公正証書原本不実記載で罰金20万円の略式命令を受けた。菊田昇は斡旋した赤ちゃんの家族を証人として法廷に立たせないため、あえて反論せず、罰金刑を受けることにした。

罰金20万円の現金を支払い、今後「赤ちゃん斡旋」は行わないと法廷で誓った。罪を償《つぐな》い、再犯しないことを誓った。しかしこの判決を口実とするかのように、厚生省の医道審議会は菊田に対し6ヵ月間の医業停止の行政処分を命じた。6ヵ月間の医業停止は厳しい処分であった。これを聞いた菊田は6週間の間違いではないかと自分の耳を疑った。

厚生省の6ヵ月間医業停止は医師免許剥奪《はくだつ》に次ぐ重い処分である。同年、菊田医師と同じ6ヵ月間の医業停止処分を受けた医師は全国で2名だけで、ひとりは覚醒剤取締法違反で懲役2年、もうひとりはニセ診断書を書いて保険会社から2300万を騙《だま》し取った医師だった。赤ちゃんの生命を守ろうとした菊田が、懲役刑を受けた医者と同等の処分を受けたのである。医の道を守り、生命尊重を何よりも優先させたはずなのに、医道審議会は極悪人なみの重罰を与えたのだった。医業停止の理由として医道審議会は、出生証明を曲げたのは医師としての職業倫理に反していること、近親結婚の恐れがあるのに医師としての配慮が欠けていたこと、また斡旋された子供をめぐり法的紛争が起こる可能性があること、さらに菊田医師は赤ちゃんの生命を守るための行為と主張しているが、客観的に見て緊急避難に該当しないとした。

このことに対し朝日新聞は「菊田昇医師がマスコミを巻き込んだ派手なスタンドプレーを行ったため、高齢医師からなる医道審議会が憤慨したのが真相であろう、感情的判断である」と報道した。

国の命令による医業停止処分であるから、菊田は医院の看護婦や従業員を解雇しなければならなかった。

マスコミ、国民の多くは生命を守る行為が、なぜ医師法違反に相当するのか理解できなかった。人工中絶は胎児への殺人であり、子供のほしい夫婦に新生児を斡旋するほうが道徳的であると直感していた。法律を守ることが社会の中で最優先とはいえ、医師法違反の判決、医業停止処分など一連の処分に憤慨する市民が多かった。

菊田は6ヵ月の医業停止処分を不服として、処分撤回を求めて東京地裁に提訴した。しかし裁判では1、2審とも請求は棄却され敗訴となり、最高裁まで争うことになった。昭和63年7月、最高裁の牧圭次裁判長は菊田の訴えに対し、「実子斡旋行為は法律上許されないだけでなく、医師の職業倫理にも反する」として上告を棄却し敗訴が決定した。菊田の行為が嬰児らの生命を守ろうとした点にあったとしても、医師の職業倫理に反する程度は大きく、処分は裁量権の範囲内とした。また優生保護医指定の取り消し処分をめぐる裁判でも、最高裁は上告を棄却し、赤ちゃん斡旋事件に法的決着がつけられた。

菊田は裁判では全面敗訴に終わった。数百万の弁護士料が重くのしかかった。しかし彼は赤ちゃん斡旋事件以来、一貫して戸籍法を改正する必要性を訴え続けてきた。出産の事実を知られたくない未婚の母親の戸籍に出生の記録を残さないこと、子供を産んだ実親との親子関係を断絶させること、養子となった子供は戸籍上、養親の実子として取り扱うことが必要と主張し続けた。しかし「血は水よりも濃い」という伝統的な考え方と厚い法律の壁が菊田や支援団体の前に立ちはだかっていた。それでも菊田の問題提起は世の中を少しずつ動かしていった。

念願がかなう

赤ちゃん斡旋事件発生から数年が過ぎると、実子特例法案の制定運動の熱もしだいに冷めていった。そのなかで地方議会が動きはじめた。秋田県議会は町民から実子特例法案の早期実現のための陳情を受け、その採択が迫られていた。陳情書を出したのは大曲《おおまがり》農業高校の奥山栄千であった。孤立した菊田を救うため情熱を燃やしたのである。奥山は自分で嘆願書を書き秋田県議会に提出した。そして各議員に赤ちゃんの生命救済を訴えた。この奥山の嘆願書は県議会を動かした。自民党議員総会では嘆願書は時期尚早《しょうそう》との意見が多かった。しかし小山田四郎議員は「実子特例法案はイデオロギーを超えた人道的措置《そち》。人道主義を忘れた政治は真の政治とはいえない。私は党を除名されても賛成に回る」と述べた。この小山田議員の発言は議員たちの心を動かした。そして実子特例法案の早期実現を全員一致で採択した。秋田県だけでなく長野県議会、千葉市議会、札幌市議会、男鹿市議会などで、次々に実子特例法案の早期実現の決議が行われた。

そして「赤ちゃん斡旋事件」から15年目、最高裁で敗訴が決定する直前に、菊田の念願は法律の改正という形で実ることになる。

昭和62年9月18日、国会で「実子特例法」に近い内容の「特別養子制度」が全員一致で可決された。「特別養子制度とは養子を実子と同様に扱う法律」で、それまでの養子制度とは大きく違っていた。特別養子制度はまず「恵まれない子に暖かい家庭を与え、その家庭の中で健全な育成が図れるようにする」ことを目的とした。従来からの養子制度は家のため、親のため、相続税対策などの目的で利用されることが多かったが、特別養子制度は子供の利益のために導入された。実親との関係を切り、裁判所が6ヵ月養親の養育状態を見た上で実子として縁組みを認めるもので、養子であっても戸籍には実子と同等に扱われるようになった。戸籍から養子という言葉は消え、「長男」「長女」と記載されるようになった。戸籍の父母欄には養父母の氏名だけが記載され、養子をもらう親にとっては画期的な制度となった。

特別養子制度では「子供を産んだ女性の戸籍に出産事実を記載しない」という措置は認められなかったが、養子と産みの親との法律上の親子関係を断ち切るという画期的な制度であった。血縁主義の戸籍から愛情主義の戸籍へと大きく変わったのである。それは血のつながりがなくても、愛によって合法的に親子関係が決まることを意味していた。

血は水よりも濃いと言うが、この法案は親子の愛情は血よりも濃いことを示していた。「特別養子制度」は菊田の赤ちゃん斡旋事件があったから成立したのである。

また菊田の働きによって、中絶できる妊娠月齢が引き下げられた「母体保護法」も再度特記すべきことである。これらの法律は、犯罪者として扱われた菊田の行為によって成立された法律といっても過言ではない。菊田の熱意が世論を動かし、政府の重い腰を上げさせたのである。

子供を捨てようとする親がいて、養子をもらいたい親がいる。その間のパイプがなかったため人工中絶や赤ちゃん殺しが繰り返されてきた。法の改正によってこのパイプができたのである。特別養子制度の導入は菊田にとって完全なものではなかった。改正された項目は養子をもらう側にとっては朗報であったが、実母の戸籍には出産の事実がそのまま残る改正に終わったからである。子どもを捨てようとする実母の苦境や赤ちゃんの危機的状況への配慮が欠けていた。しかし「赤ちゃん斡旋事件」から15年が経っていた。若者の避妊などの性的知識は増え、日本も貧困から脱出し、女性の権利も守られるようになった。さらに23週以上の胎児の人工中絶が禁止されたことから、菊田の念願の多くが達成できたと考えられる。

菊田昇は「赤ちゃん斡旋事件」により罰せられたが、彼の信念は間違った法律をより正しいものに改正させた。このような勇気ある医師を有罪にした日本の裁判所は社会における法律の意味を考え直すべきである。日本の戸籍では、殺人を犯しても戸籍には殺人の記載はされない。しかし出産の秘密を隠したいと母親が望んでいても戸籍にはまだ記載することが義務づけられている。

マザー・テレサとの出会い

昭和56年4月24日、映画監督の千葉茂樹から電話が入った。千葉監督は「マザー・テレサとその世界」という映画を撮った監督であるが、「マザー・テレサが日本に来ており、生命尊重のシンポジウムを行っている。あなたの考えとまったく一致している。ぜひ紹介したいからすぐ来てほしい」という内容であった。菊田とマザー・テレサの生命に対する意見は一致していた。そしてマザー・テレサは菊田の運動がすみやかに達成されるようにと祈られた。

菊田は長い間、自分は何者なのか、どのように生きるべきか、人間はなぜ生まれ、なぜ死ぬのかについて悩んでいた。マザー・テレサに会って、それは自分が胎児を守るために命を与えられ、自分がそのために生かされているのだと分かった。菊田は堕胎の時期を短くするように主張して、法律を改正させたが、キリスト教は胎児には受精の瞬間から人権があるとしていた。考えれば考えるほど、菊田はかつて嫌っていたキリスト教に傾いていった。

赤ちゃん斡旋事件以来、菊田は自分の信念を貫き通した。しかし残念なことに、いつしか病魔におかされていた。昭和61年12月、石巻赤十字病院で大腸癌と診断され手術を受けた。翌1月に退院し、術後経過は順調に回復に向かった。そして菊田昇は、妻の静江にキリスト教の洗礼を受けたいと打ち明けた。

静江は夫の言葉に驚き、しばらくは声も出ないほどであった。それまで菊田は静江が教会に行くのを嫌がるほどキリスト教を嫌悪していた。それは結婚33年目のことであった。「夫婦ふたりそろって教会に行ける日」が来たのである。

平成2年5月、国連の国際生命尊重連盟の第一回世界会議がオスロで開催された。国際生命尊重会議とは、生命尊重の実践活動を推進するため、国連が世界各国に呼びかけて創設された会議だった。科学や医療技術が急速な進歩を遂げ、人間の生命操作が可能になり「人間の生命とはなにか」という根本的命題に立ち向かう必要に迫られ設立された。

第一回世界会議では「見失われていく生命の原点」がテーマとなった。それは失われた「生命への畏敬の復活」を願うものであった。

平成2年10月、菊田昇は静江夫人とともに、国際養子としてアメリカに斡旋した多くの家族たちから招待を受けた。ロサンゼルスで元気な子供たちに囲まれ、両親たちの喜ぶ姿を目にして涙が流れた。本当は殺されるはずだった子供たちの笑顔に囲まれ、彼の嬉しさ、感動は言葉では表現できないくらいであった。

しかし帰国後の平成2年12月、大腸癌の転移が見つかり東北大学付属病院で再手術を受けることになった。癌は肝臓や骨に転移して、医師である菊田は自分の余命が短いことを自覚した。しかし後悔はなかった。キリスト教を信仰したことによって、自分に負わされた苦難の意味を理解し、癌の末期であっても平穏な気持ちを保つことができた。

世界生命賞を受ける

平成3年4月25日、第二回国際生命尊重会議が東京で開催された。第二回の国際生命尊重会議の討議事項は「胎児の人権宣言」についてであった。国際生命尊重会議の最終日、胎児の人権宣言が高らかに宣言され、そして東北大学付属病院に入院中の菊田昇にマザー・テレサに次ぐ世界で2人目の「世界生命賞」が授与されることが決定した。胎児を中絶から守ったこと、また胎児の人権保護に尽くしたことが受賞の理由であった。

菊田昇は病室で「自分は受賞には値しない人間で、あまりにもったいない」と目をうるませた。4月27日、菊田昇は末期癌の身体をおして妻の静江、看護婦、ふたりの息子とともに東京の会場にはいった。カメラのフラッシュを浴びながら菊田昇が壇上に上がると、会場からは大きな拍手が沸き上がった。

受賞式を済ますと、その夜には病院に戻りベッドに横たわった。毎日、多くの人たちからの手紙や来訪があった。かつての多くの医師仲間も見舞いに来てくれた。

菊田昇は自分の人生を振り返っていた。裁判で負けたことも、反対者に攻撃されたことも、振り返ればすべてが良かったと思えた。手紙の束を前にして、自分はこんなにも多くの人々から愛されていたことを知った。自分は世界で一番幸せな男だったと思った。ベッドには、いつも妻の静江が付き添い、毎日夜になると聖書を読んでくれた。菊田はしだいに衰弱し、「世界生命賞」の受賞から4ヵ月後の8月21日、安らかに天に召された。

菊田昇は法律よりも医師としての使命感を信じ、行政よりも神の声を信じ、もっとも弱い無防備な赤ちゃんの生命を守るために、自らの生命を賭けて闘った。菊田昇の半生はまさに愛と苦難の連続であった。彼は自分の信じる道を駆け抜け、特別養子制度という遺産、人工中絶期間を短縮させたという遺産、そして家督よりも胎児の権利を守るという考えを私たちに残してくれた。信じた道をまっすぐに突き進んだ菊田昇の半生は殉教者のようであった。享年65、彼の墓標には「世に勝つ勝利は我らの信仰なり」の聖書の一節が刻まれている。

おわりに

現在の日本人が失いかけているものは、相手を思う気持ちであり、愛情であり、誇りである。そして正しいと信じて行動する勇気である。かつての日本人はこれらを自然に身につけていた。そして政治、経済、教育、文化などの多分野において数多くの偉人たちがいた。そして民衆は彼らの成功をマニュアルとして学ぶのではなく、彼らの凛《りん》とした生き方そのものを手本としていた。

現在、日本人の品性はより低下し、日本の社会、教育、人間性は確実に悪くなっているように思える。またそれと平行するかのように、日本の医療もあまり評判が良くない。医療にとって大切なことは今も昔も変わりはない。医療における基本はただひとつである。それは苦しんでいる患者を助けようとする気持ちであり、他者への愛情である。それらは自己犠牲という言葉を超えた、医療人として自然に身につけるべきものである。

多くの医師たちは真面目に職務を果たしている。しかし医学の進歩によって習得すべき医療手技や学ぶべき医学情報があまりに多すぎ、患者のそばに行けないでいる。さらにカルテなどの書類やコンピュータに振り回され、患者のための書類作成や会議が患者との会話の時間を奪っている。医師と患者の信頼関係は互いが接する時間の長さに比例するが、この時間が足りなさすぎる。

医師と患者は同じ人間である。そして病気という共通の敵と闘う戦友である。この戦友という気持ちがなければ医師と患者との良好な信頼関係は生まれない。医師が驕《おご》りをみせれば、あるいは患者が信頼の気持ちをなければ、両者の信頼関係は生まれない。

このような世の中である。多くの医師のなかには自己中心的な者もいる。また医療事故の多発などが医療の評判を落としていることも承知している。しかし医療人は多忙と過労のために医療の本質を見失っているわけではない。医療の本質、また医に携わる人間としての品性を保つことの大切さを教えてくれる人物がいないのである。人間として最も大切なことが教育されていない。

医学史では、北里柴三郎、野口英世などの有名人を挙げることができる。しかし彼らは歴史上有名であっても、患者を直接診察した医師ではない。研究で有名になった医師である。

本書では、患者を第一に考え医師としての信念を貫いた4人の医師を題材にした。

永井隆は長崎の原爆で自ら負傷しながら多くの被爆者を助け、長崎の復興のために自らを犠牲にした。荻野久作はオギノ式避妊法として世界的名声を得たが、半生を田舎の医師として新潟市民のために働き続けた。萩野昇は逆境のなかでイタイイタイ病の原因を解明し公害患者の救済に立ち向かった。菊田昇は赤ちゃんの生命を守るため行政と闘い、裁判では負けたが彼の行動は多くの日本人の賛同を得て、その信念が法律を変えた。そして数百人の赤ちゃんの命を救い世界生命賞を受賞した。

彼ら4人の医師に共通することは、彼らは臨床医であり、臨床医であるがゆえに患者の苦しみを知り、患者のためにすべてを尽くしたことである。彼らの情熱を支えたのは、名誉ではなく患者を救いたいという一心であった。目の前に苦しむ患者がいるから助ける。目の前に分からないことがあるから研究する。このような純粋な生き様を、医師だけでなく多くの日本人は忘れているのではないだろうか。

この4人の医師たちを現在の人たちの多くは知らないであろう。彼らは歴史のなかに埋もれようとしているが、彼らこそが本当に尊敬すべき、世界に誇るべき、さらには歴史に残すべき医師であり人間である。

彼らの半生を知ってほしい。そして医師として、学者として、人間としての彼らの生き方を学んでほしい。彼らは今の日本人が忘れかけている誇り高い生き方、人間としての生き方を教えてくれる人たちである。

謝辞

本書の執筆にあたっては、次の皆様にお力添えをいただいた。

永井隆の章は、永井隆の孫で永井隆記念館館長の永井徳三郎氏の許可を得て書かせていただいた。荻野久作については、篠田達明氏の著書『法王庁の避妊法』（文藝春秋）を参考にさせていただき、また新潟市の竹山病院の理事長竹山功氏、孫に当たる荻野厚氏の助言を得て書き上げた。荻野昇については、子息の荻野病院長である荻野茂継氏の許可をいただいた。またイタイイタイ病は富山新聞社社会部部長だった八田清信氏が記事に取り上げ有名になったことから、八田清信氏も患者救済の功労者のひとりである。彼の著書『死の川とたたかう』を何度も読み参考とさせていただいた。八田清信氏に謝辞を述べたいが、残念ながら昭和53年に死去されている。菊田昇の章は、妻の菊田静江さんからご丁寧な手紙をいただき、また菊田昇の著書を多くご恵贈されて書かせていただいた。

以上の方々に深くお礼を申し上げます。

二〇〇六年三月

鈴木　厚

参考文献

永井　隆
永井隆『長崎の鐘』『ロザリオの鎖』『この子を残して』『乙女峠』（サンパウロ社）
片岡弥吉『永井隆の生涯』（サンパウロ社）
永井誠一『永井隆』（サンパウロ社）
長崎原爆資料館「原爆資料館・被爆地めぐり」（ピース・ウイング長崎）

荻野久作
篠田達明『法王庁の避妊法』（文藝春秋）

萩野　昇
八田清信『死の川とたたかう』（富山新聞社）
『公害デパート』（富山新聞社）
萩野昇『イタイイタイ病との闘い』（朝日新聞社）
松波淳一『イタイイタイ病の記憶　カドミウム中毒の過去・現在・未来』（桂書房）
「富山のイタイイタイ病を追及する」（『週刊朝日』１９６８年1月19日号）

菊田　昇
菊田昇『私には殺せない』（現代企画室）
菊田昇『この赤ちゃんにもしあわせを』（人間と歴史社）
菊田昇『天使よ大空へ翔べ』（恒友出版）
菊田昇『お母さん、ボクを殺さないで』（暁書房）

<著者略歴>

鈴木　厚（すずき・あつし）

1953年　山形県に生まれる
1980年　北里大学医学部卒業
1984年　同大学大学院修了。医学博士
　　　　北里大学病院ほか勤務
1990年　川崎市立川崎病院勤務
現　在　同病院地域医療部長，内科医長
　　　　北里大学医学部非常勤講師

著書　『臨床医の知恵』『ヒポクラテスの憂鬱』（以上、文光堂）、『日本の医療を問いなおす』『日本の医療に未来はあるか』（以上、ちくま新書）など

世界を感動させた日本の医師
信念を貫いた愛と勇気の記録

二〇〇六年四月二〇日第一刷発行

著　者　鈴木　厚
発行者　藤田美砂子
発行所　時空出版
〒112-0002　東京都文京区小石川四－一八－三
電話　東京〇三（三八一二）五三一三
印刷所　モリモト印刷
ISBN4-88267-039-9